JN114655

診療放射線技師国家試験出題基準に基づく国家試験対策シリーズ 5

診療放射線技師学生のための なんで なんで？ どうして？

ー放射線物理学ー

熊谷 孝三 編著
広島国際大学名誉教授

医療科学社

著者略歴

熊谷 孝三 （くまがい こうぞう）

広島国際大学名誉教授（工学博士）

九州大学大学院工学府エネルギー量子工学博士後期課程修了

厚生労働省診療放射線技師国家試験委員、日本高等教育評価機構大学機関別認証評価員

広島国際大学客員教授・大学院総合人間研究科長・保健医療学部長・診療放射線学科長、九州大学医学部非常勤講師、京都医療科学大学医療科学部非常勤講師、三次看護専門学校非常勤講師、（一社）日本ラジオロジー協会理事、（公社）日本放射線技術学会理事、（公社）日本放射線技術学会放射線治療分科会会長、（公社）日本放射線技術学会第 62 回総会学術大会大会長、日本放射線治療専門放射線技師認定機構理事長、全国国立病院療養所放射線技師会理事、（公社）福岡県放射線技師会副会長、放射線治療研究会代表世話人、日本放射線治療品質管理機構理事などを歴任

第 57 回保健文化賞、厚生労働大臣表彰、福岡県知事表彰、福岡市長表彰、（公社）日本放射線技師会会長表彰、（公社）日本放射線技師会中村学術賞、（公社）日本放射線技術学会梅谷賞、（公社）日本放射線技術学会学術賞など受賞多数

はじめに

本書『診療放射線技師学生のための なんで なんで？ どうして？ 放射線物理学』は、診療放射線技師国家試験出題基準に基づいた放射線物理学の国家試験対策本です。

診療放射線技師になるためには大学や専門学校を卒業し、国家試験に合格しなければなりません。座学教育を受けて臨床実習（臨地実習）に臨むことになります。病院で患者の命に関係する診療を行うためには、国家試験の合格を優先して目指す必要があります。

大学等では、放射線物理学は専門基礎科目です。かつて、大学生から「専門基礎科目の知識をどうしたら覚えられますか」と尋ねられたことがあります。この時は、どうすれば学生にわかっていただけるであろうかと考えさせられました。このことを考え、工夫した参考書が本書です。「診療放射線技師国家試験基準」に基づいて執筆し、平易な文章・図・表を多用しています。会話形式でわかりやすく書いたつもりです。本書で実力がつき、国家試験の合格点を確保できるようになることは間違いありません。

そこで、皆さんに守って頂きたいルールがあります。本書を少なくとも3回読み、解答がなんでこうなるのかということを覚えてください。知識の習得に際して「私は暗記が苦手だ」と思わずに、「なんで」ということを考えて暗記してください。

人間は人生の中で「もっと勉強をしておけばよかった」と思う時期があります。それは「今」です。この気持ちを大切にし、人生の道を間違えないようにしてください。

また、社会人として患者の診療を行っている診療放射線技師の方々も、本書によって不足した知識を補って頂きたいと思います。患者の診療で「知らなかった」ということがないように専門知識を学習して頂きたいのです。本書を学ぶほどに放射線物理に卓越した診療放射技師の姿が見えてくることでしょう。

最後に、本書の出版にあたり、ご尽力いただいた医療科学社編集部の齋藤聖之氏にお礼を申し上げます。

2022年9月

著者　熊谷孝三

本書の学び方 1

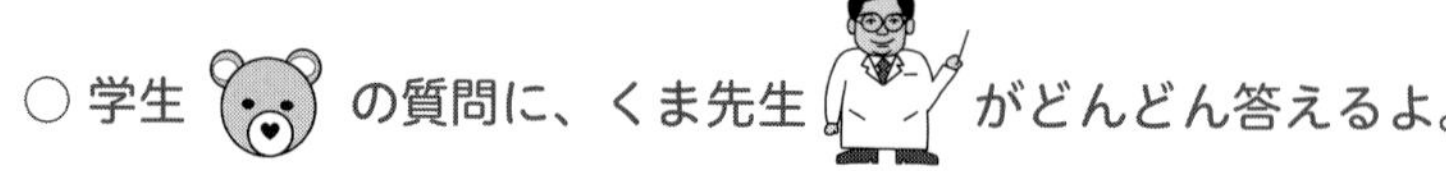

○ 本文を節ごとに読んだ後は、問題を解こう！

国家試験問題
出題基準に対応

章
INDEX

1. 放射線物理学

1. 放射線物理学
2. 原子と原子核
3. 放射線の発生
4. 物質との相互作用
5. 超音波
6. 核磁気共鳴
7. 練習問題

対話形式で
わかりやすい

A. 種類と性質

a. 電離放射線と非電離放射線

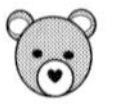

電離放射線とはなぁ～に？

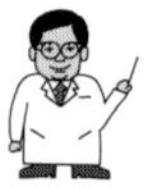

電離放射線とは放射線が物質を通過するときに、原子・分子を直接あるいは間接に電離するのに十分なエネルギーを持った粒子だよ。
放射線は荷電粒子と非荷電粒子に大別され、直接電離放射線と間接電離放射線があるよ。
直接電離放射線は α 線、β 線、陽子線、重粒子などがあり、間接電離放射線には γ 線、X 線、中性子線があるよ。

実践的な問題

【問題 1】 放射線の種類と性質で正しいのはどれか。

1. 電磁波は質量を持つ。
2. 電磁波は電荷を持つ。
3. マイクロ波は電離放射線である。
4. 直接電影放射線は荷電粒子線である。
5. 間接電離放射線は二次電離放射線のことである。

ポイントを
おさえた解説

【解説 1】

1. 電磁波は質量を持つ。 → ×
2. 電磁波は電荷を持つ。 → ×
3. マイクロ波は電離放射線である。 → ×
4. 直接電影放射線は荷電粒子線である。 → ○
5. 間接電離放射線は二次電離放射線のことである。 → ×

b. 電磁放射線

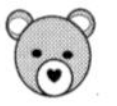

電磁放射線とはなぁ～に？

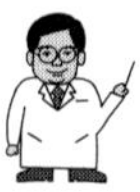

電磁波のことだね。X 線、γ 線があるよ。電荷は…よ。
特徴は次のとおりだよ。
・γ 線は α 壊変、または β 壊変に伴って放出さ…
・電磁波は横波である。

注）【解説】の○×は、記述内容の正しいものを○、正しくないものを×としています。
【問題】の「正しいものはどれか」「誤っているものはどれか」「あるものはどれか」「ないものはどれか」に対しての○×ではありません。

赤いシートを
活用しよう！！

1. 放射線物理学

1. 放射線物理学
2. 原子と原
射線の発生
4. 物質との相互作用
5. 超音波
6. 核磁気共鳴
7. 練習問題

A. 種類と性質

a. 電離放射線と非電離放射線

重要な用語を
覚えよう

電離放射線とはなぁ～に？

とは放射線が物質を通過するときに、原子・分子を直接あるいは間接に電離するのに十分なエネルギーを持った粒子だよ。
放射線は　と　に大別され、　と　があるよ。
直接電離放射線は　、　、　、　などがあり、間接電離放射線には　、　、　があるよ。

付録
透明赤シート

【問題 1】 放射線の種類と性質で正しいのはどれか。

1．電磁波は質量を持つ。
2．電磁波は電荷を持つ。
3．マイクロ波は電離放射線である。
4．直接電影放射線は荷電粒子線である。
5．間接電離放射線は二次電離放射線のことである。

問題を解いて
解説で確認しよう

【解説 1】
1. 電磁波は質量を持つ。 →
2. 電磁波は電荷を持つ。 →
3. マイクロ波は電離放射線である。 →
4. 直接電影放射線は荷電粒子線である。 →
5. 間接電離放射線は二次電離放射線のことである。 →

b. 電磁放射線

電磁放射線とはなぁ～に？

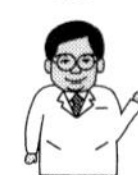

電磁波のことだね。X 線、γ 線があるよ。電荷はないよ。
特徴は次のとおりだよ。
・γ 線は α 壊変、または β 壊変に伴って放出される。
・電磁波は横波である。

本書の学び方 2

○ 練習問題は全部で 100 問！

○ 国家試験レベルの練習問題に挑戦し、実力を確認しよう。

○ 問題を 3 回解いて解答を覚えよう！

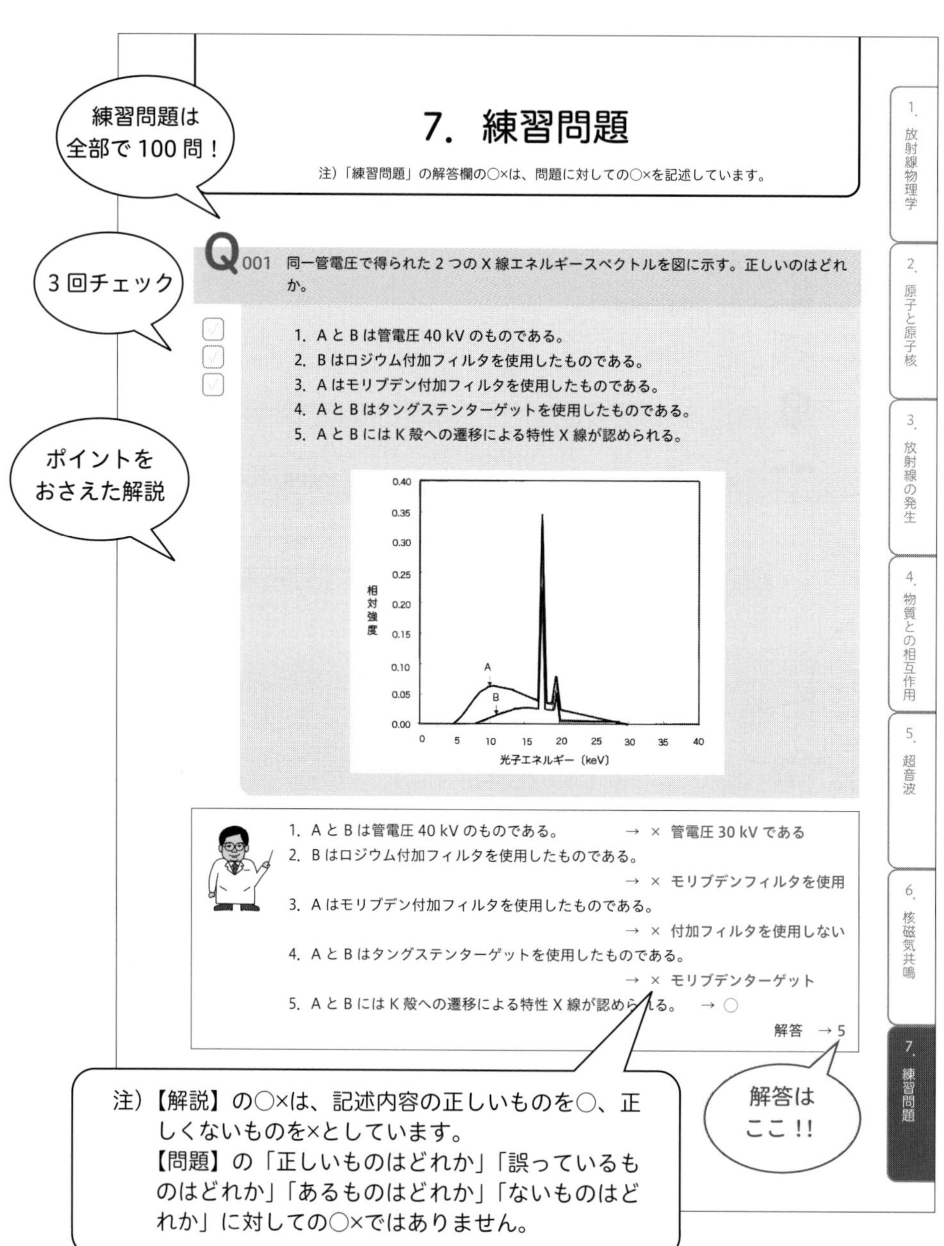

注）【解説】の○×は、記述内容の正しいものを○、正しくないものを×としています。
【問題】の「正しいものはどれか」「誤っているものはどれか」「あるものはどれか」「ないものはどれか」に対しての○×ではありません。

CONTENTS

1. 放射線物理学

A. 種類と性質

a. 電離放射線と非電離放射線

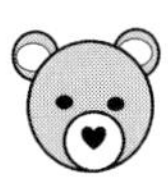

電離放射線とはなぁ〜に？

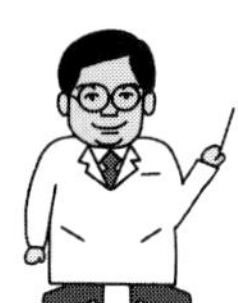

電離放射線とは放射線が物質を通過するときに、原子・分子を直接あるいは間接に電離するのに十分なエネルギーを持った粒子だよ。
放射線は荷電粒子と非荷電粒子に大別され、直接電離放射線と間接電離放射線があるよ。
直接電離放射線はα線、β線、陽子線、重粒子などがあり、間接電離放射線にはγ線、X線、中性子線があるよ。

非電離放射線とはなぁ〜に？

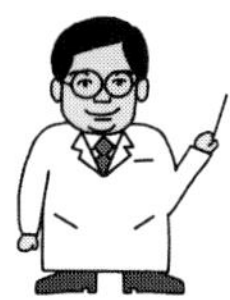

非電離放射線とは電離作用を持たないもので、電波、マイクロ波、赤外線、可視光線、紫外線をいうよ。紫外線は一部電離作用があるが、非電離放射線に分類されているのだよ。

- 電離放射線
  - 粒子線
    - 直接電離放射線（荷電粒子線）
      - α線
      - β線
      - 陽子線
      - 重粒子線
      - 荷電中間子線
      - 核分裂片
    - 間接電離放射線（非荷電粒子線）
      - 荷電中間子線
      - ニュートリノ
      - 中性子
  - 電磁波
    - γ線
    - X線
- 非電離放射線 ── 電波、マイクロ波、赤外線、可視光線、紫外線

【問題 1】 放射線の種類と性質で正しいのはどれか。

1．電磁波は質量を持つ。
2．電磁波は電荷を持つ。
3．マイクロ波は電離放射線である。
4．直接電離放射線は荷電粒子線である。
5．間接電離放射線は二次電離放射線のことである。

【解説 1】

1. 電磁波は質量を持つ。　→ ×
2. 電磁波は電荷を持つ。　→ ×
3. マイクロ波は電離放射線である。　→ ×
4. 直接電離放射線は荷電粒子線である。　→ ○
5. 間接電離放射線は二次電離放射線のことである。　→ ×

b. 電磁放射線

電磁放射線とはなぁ～に？

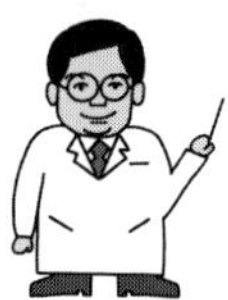

電磁波のことだね。X 線、γ 線があるよ。電荷はないよ。
特徴は次のとおりだよ。

- γ 線は α 壊変、または β 壊変に伴って放出される。
- 電磁波は横波である。
- 電磁波は波動性と粒子性を持っている。
- γ 線と X 線の違いは、発生原理の違い。波長で区別されない。
- 真空中の伝播速度は一定である。
- X 線には制動 X 線と特性 X 線がある。また、次のように分類されている。

分類	内容
超軟 X 線	エネルギーが約数 10 eV と低い。紫外線に近い。
軟 X 線	エネルギーが約 0.1 ～ 2 KeV。透過性が弱い。
X 線	エネルギーが約 2 ～ 20 KeV
硬 X 線	エネルギーが約 20 ～ 100 KeV。透過性が強い。

c. 粒子放射線

粒子線とはなぁ～に？

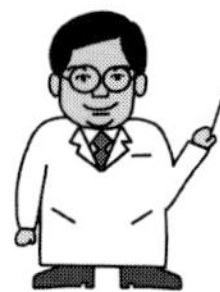

粒子線には α 線、β 線、中性子線などがあるよ。電荷を持っているよ。

《α線》

・α線は質量数の大きい核において起こり、その核内からヘリウム核が飛び出していく。その結果、原子番号が 2 減り、質量数は 4 減少する現象である。

・例えば、$^{226}_{88}Ra \rightarrow ^{222}_{86}Rn + \alpha$

・α線壊変で解放されるエネルギー Q は次式で表される。

$Q = [M_{z,N} - (M_{z-2,N-2}) + M_{\alpha}]c^2$

ここで $M_{z,N}$、$M_{z-2,N-2}$、M_{α} は、それぞれ親核、娘核、ヘリウム核の質量、c は光の速度である。

・運動量とエネルギー保存則から Q は次式で表される。

$$\frac{1}{2}mv^2 + \frac{1}{2}MV^2 = Q$$

ここで、M は娘核の質量、m はα線の質量、V は娘核の速度、v はα線の速度である。

・α線の運動エネルギーと Q の関係は、mV = MV とすれば、次式で表される。

$$Q = \frac{1}{2}mv^2\left(1 + \frac{m}{M}\right)$$

・α粒子とエネルギーの関係は、次式で表される。

$R = 0.32E^{3/2}$

ここで、R は cm 単位、E は MeV である。

《β線》

・原子核の内部から陰電子または陽電子が放出されると、β壊変が起こり核内の陽子数は 1 つ増すかまたは減るかして、原子番号が 1 つだけ違う原子核に変わる現象である。このときには、核内に電子は存在しないため、核内に存在する陽子と中性子とが互いに他に変換することになる。

例えば、次のように表される。

$N \rightarrow P + e^- + v$

$P \rightarrow N + e^+ + v$

ここで、N は中性子、P は陽子、e^- は陰電子、e^+ は陽電子、v はニュートリノである。

・β壊変に伴う質量の変化は次の通り。

β^- ： $M_{z,N} - M_{z+1,N-1}$

β^+ ： $M_{z,N} - M_{z-1,N+1}$

EC ： $M_{z,N} - M_{z-1,N+1}$

ここで、β^- は β^- 壊変、β^+ は β^+ 壊変、EC は軌道電子捕獲である。

・励起状態にある核がγ線を放出する代わりに K、L などの軌道電子を直接放出するために起こる現象を内部転換と呼ぶ。

・β線のうち陽電子は、エネルギーを消耗して停止したときに陰電子と結合し、2 個の陰陽電子は消滅し、電子の静止質量 2 個分に相当するエネルギー（1.02 MeV）を 2 個の光子として放射する。

《中性子線》

・中性子は物質中の原子と原子核と衝突をくり返していくとエネルギーを失う。中性子エネルギーは周りの原子の熱運動と熱平衡状態になり、その熱運動と同じ程度のエネルギー状態になる。この状態の中性子が熱中性子（常温でエネルギー：0.025 eV）である。

・中性子は電荷を持たない。

・中性子は物質に照射されると原子核との間で、吸収と散乱という核反応が起こる。吸収は、粒子やγ線を放出する捕獲や原子核自体が分裂する核分裂のことである。散乱には、弾性散乱と非弾性散乱がある。

【問題 2】 電磁波で正しいのはどれか。

1. 伝播形態は縦波である。
2. 波動性と粒子性を有する。
3. γ線はＸ線よりも波長が長い。
4. 真空中の伝播速度は波長によって異なる。
5. 電気振動と磁気振動の方向は互いに平行である。

【解説 2】

1. 伝播形態は縦波である　→ ×
2. 波動性と粒子性を有する。　→ ○
3. γ線はＸ線よりも波長が長い。　→ ×
4. 真空中の伝播速度は波長によって異なる。　→ ×
5. 電気振動と磁気振動の方向は互いに平行である。　→ ×

【問題 3】 間接電離放射線はどれか。２つ選べ。

1. 炭素線
2. 電子線
3. 陽子線
4. 中性子線
5. 特性Ｘ線

【解説 3】

1. 炭素線　→ ×
2. 電子線　→ ×
3. 陽子線　→ ×
4. 中性子線　→ ○
5. 特性Ｘ線　→ ○

d. 単位

様々な単位について教えて！

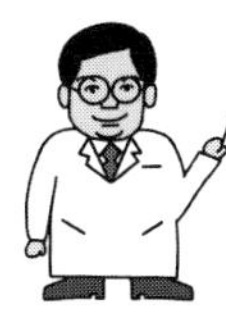

次の通りだよ。

物理量	単位
質量阻止能	$J \cdot m^2 \cdot kg^{-1}$
放射線化学収量	$mol \cdot J^{-1}$
照射線量	$C \cdot kg^{-1}$
フルエンス	m^{-2}
質量エネルギー吸収係数	$m^2 \cdot kg^{-1}$
W値	eV
比放射能	$Bq \cdot g^{-1}$
衝突断面積	m^2
照射線量率	$C \cdot kg^{-1} \cdot s^{-1}$
質量欠損	MeV
線減弱係数	m^{-1}
線量当量	$J \cdot kg^{-1}$
線エネルギー付与	$J \cdot m^{-1}$
線エネルギー吸収係数	m^{-1}
質量減弱係数	$m^2 \cdot kg^{-1}$

法則について教えて！

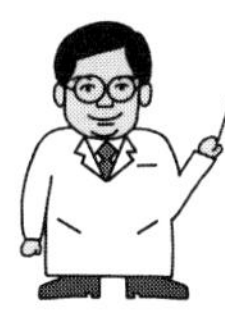

次の法則を覚えてね。

・クラマースの式：制動 X 線の強度分布

・デュエン・ハントの法則：制動 X 線の最短波長

$$eV = \frac{hc}{\lambda}$$

ここで、e は電子の電荷、h はプランクの定数、c は光速である。

・クライン・仁科の公式：自由電子による電磁波のコンプトン散乱でその散乱断面積を与える公式

・モーズリーの法則：特性 X 線に関する経験則

・ガイガー・ヌッタルの法則：α 線と放射性元素において α 粒子のエネルギーと崩壊定数の経験的関係式

・メスバウアーの式：結晶体状の γ 線源とその吸収体の間に発生する共鳴吸収現象

・ゼーマン効果：原子を磁場中に置いた場合、単一波長のスペクトル線が複数のスペクトルに分裂する現象

2. 原子と原子核

A. 原子

a. 構造

元素の構造はどうなっているの？

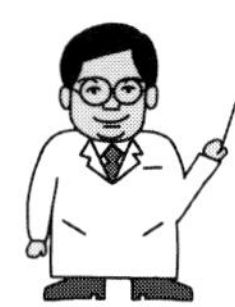

すべての物質は特有な元素でできているよ。それぞれの元素と他の元素は基本的な成分（原子）の物理的かつ化学的特性によって区別できるよ。原子の半径（電子軌道の半径）は 10^{-10} m 程度、原子核は約 10^{-14} m だよ。

・軌道電子の数は原子番号に等しい。
・質量数は陽子数と中性子の和である。
・陽子の質量は電子の 1,840 倍である。

原子核半径	約 $10^{-15} \sim 10^{-14}$ m
原子の半径	10^{-10} m
陽子の静止質量	938.2 MeV
電子の静止質量エ	0.511 MeV
ボーズ（ボソン）統計	光子や α 粒子などボーズ粒子の集団が従う統計規則

【問題 4】 誤っているのはどれか。

1. 原子核の半径は $10^{-15} \sim 10^{-14}$m 程度である。
2. 軌道電子の数は原子番号に等しい。
3. 質量数は陽子数と中性子の和である。
4. 陽子の質量は電子の 1,840 倍である。
5. 同位体は核子の数が等しい核種である。

【解説 4】

1. 原子核の半径は $10^{-15} \sim 10^{-14}$m 程度である。 → ○ 正しい
2. 軌道電子の数は原子番号に等しい。 → ○ 正しい
3. 質量数は陽子数と中性子の和である。 → ○ 正しい
4. 陽子の質量は電子の 1,840 倍である。 → ○ 正しい
5. 同位体は核子の数が等しい核種である。 → × 核子数は異なる（原子番号が同じで質量数が異なる）

b. ボーアの原子模型

ボーアの原子模型とはなぁ〜に？

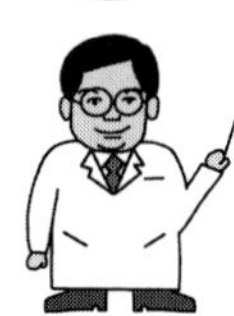

難しい理論だね。線スペクトルの起源を説明する原子モデルだよ。
ボーアの原子模型で電子が存在できる円に係る条件は次の通りだよ。

$$mrv = n\frac{h}{2\pi}$$

ここで、mrv は電子の角運動量、m は電子の質量、r は半径、v の速度、h プランク定数、n は整数（1 以上）である。
電子の回転範囲は次の通り。

$$m\frac{v^2}{r} = \frac{1}{4\pi\varepsilon}\cdot\frac{q^2}{r^2}$$

ここで、 ε は誘電率、q は電子の電荷量である。
電子のエネルギー E は全運動エネルギーとクーロンポテンシャル（原子核と原子が引き合うエネルギー）の差である。

$$E = \frac{1}{2}mv^2 - \frac{1}{4\pi\varepsilon}\cdot\frac{q^2}{r}$$

高いエネルギー E_m の電子が低いエネルギー E_n に移るときの放出エネルギー hv は次の通りである。

$$E_m - E_n = hv$$

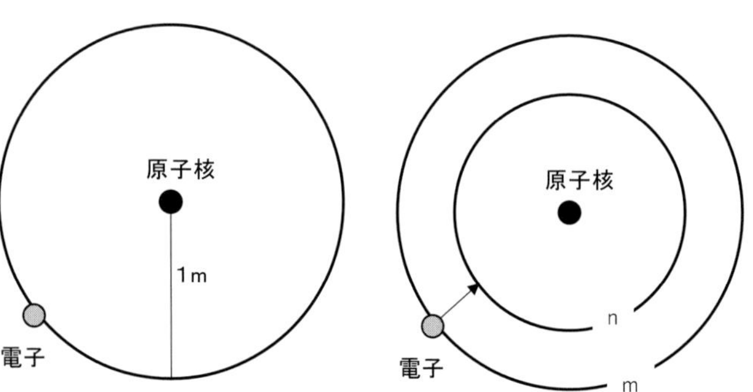

【問題 5】　核力で誤っているのはどれか。

1. 軌道電子の結合エネルギーより小さい。
2. 核子にかかわらず荷電独立性がある。
3. 原子の質量欠損と関連がある。
4. 陽子を中性子に変える。
5. 中間子と関連がある。

【解説 5】

1. 軌道電子の結合エネルギーより小さい。 → × 核子の結合エネルギー ：6 ～ 9 MeV
   水素の電子の結合エネルギー ：13.6 MeV
   鉛の電子の結合エネルギー ：91.4 MeV
2. 核子にかかわらず荷電独立性がある。 → ○ 正しい
3. 原子の質量欠損と関連がある。 → ○ 正しい
4. 陽子を中性子に変える。 → ○ 正しい
5. 中間子と関連がある。 → ○ 正しい

c. 量子模型

光子エネルギーとはなぁ～に？

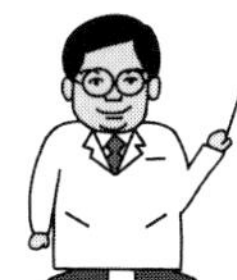

光子のエネルギーは次式で示されるよ。

E ＝ hv

ここで、E は光子のエネルギー（ジュール）、h はプランク定数（6.62×10^{-34} ジュール / 秒）、v は周波数（サイクル / 秒）である。

$$\mathrm{E}=\frac{h\nu}{\lambda}$$

E が電子ボルト（V）、λ がメートル（m）であれば、1 eV ＝ 1.062×10^{-19} であるから次式が求まる。

$$\mathrm{E}=\frac{1.24\times10^{-6}}{\lambda}$$

d. 量子数と電子軌道

量子数とはなぁ～に？

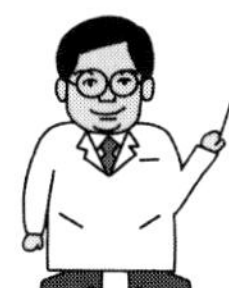

量子数には、主量子数、方位量子数、磁気量子数、スピン量子数の 4 種類が存在しているよ。

《主量子数》

電子が入る電子殻を表す。電子のエネルギー順位と紐づいており、動径方向の波動関数に含まれる。

《方位量子数》

電子軌道の種類を表す。動径方向の角度方向の両方の波動関数に含まれる。

《磁気量子数》

電子の波動関数の形に影響する。方位量子数に関係している。

《スピン量子数》

素粒子のスピンの大きさを表す。他の量子数と違い、半整数の値をとることがある。

・主量子数は原子のエネルギーを決定する因子である。
・内部量子数は原子全体の角運動量を決定する。
・方位量子数は軌道電子の角運動量を決定する。
・スピン量子数は 1/2 または－1/2 である。
・磁気量子数は原子内における電子の軌道角運動量の Z 軸成分を特徴づける。

【問題 6】 原子で誤っているのはどれか。

1. 主量子数は原子のエネルギーを決定する因子である。
2. 内部量子数は原子全体の角運動量を決定する。
3. 方位量子数は軌道電子の角運動量を決定する。
4. スピン量子数は 1/2 または－1/2 である。
5. 磁気量子数は 1＋1 個存在する。

【解説 6】

1. 主量子数は原子のエネルギーを決定する因子である。	→ ○	正しい
2. 内部量子数は原子全体の角運動量を決定する。	→ ○	正しい
3. 方位量子数は軌道電子の角運動量を決定する。	→ ○	正しい
4. スピン量子数は 1/2 または－1/2 である。	→ ○	正しい
5. 磁気量子数は 1＋1 個存在する。	→ ×	方位量子数に関係する

軌道電子とはなあ～に？

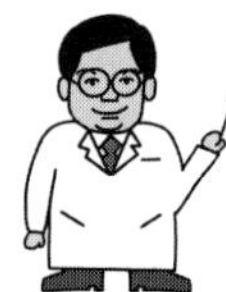

軌道電子とは、電子の状態であり、軌道と呼ばれることもあるよ。電子は原子核周囲の特別軌道を運動し、プラスの電荷とマイナスの電荷の吸引力によって原子と結合しているよ。

・原子核外の電子配列は、量子力学の法則とパウリの排他原理で成立している。
　軌道電子は、最内側の軌道または原子殻は K 殻と呼ばれ、軌道の一番内側の軌道から外の軌道に向かって順に L 殻、M 殻、N 殻および O 殻と呼ばれている。
・軌跡の最大電子数は $2n^2$ で示される。
・電子軌道は電子が次の殻を満たす前に完全に満たされることはない。
・原子内の最外殻の軌道電子は、原子価電子（価電子ともいう）と呼ばれ、原子の化学的性質は、外殻軌道の電子数に依存する。
・電子軌道はエネルギー準位ともいえる。反対符号と結合した場合のエネルギーは結合エネルギーとも呼ばれている。
・水素、ヘリウムおよび酸素の電子軌道配列を次図に示す。

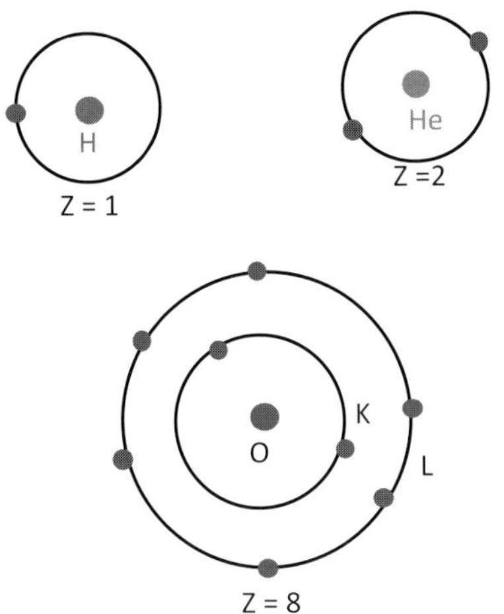

・電子の結合エネルギーは原子核と軌道電子のクーロン力に関係している。
・高原子番号 Z では、結合エネルギーは原子核の電荷が大きくなるため増加する。
・高エネルギー軌道（より高いエネルギーであるが、結合エネルギーは低い）に 1 個の電子を移すためにエネルギーが付与されると、原子は不安定な状態になる。そして、電子は電磁波を放出してエネルギーを損失し、元の位置に戻る。この場合、放出される放射線エネルギーは遷移位置と軌道の間の差のエネルギーに等しくなる。
・外殻軌道の電子の遷移は、エネルギーを失わずに特性 X 線あるいはオージェ電子を放出する。
・タングステン原子の簡単な軌道電子のエネルギー準位を下図に示す。

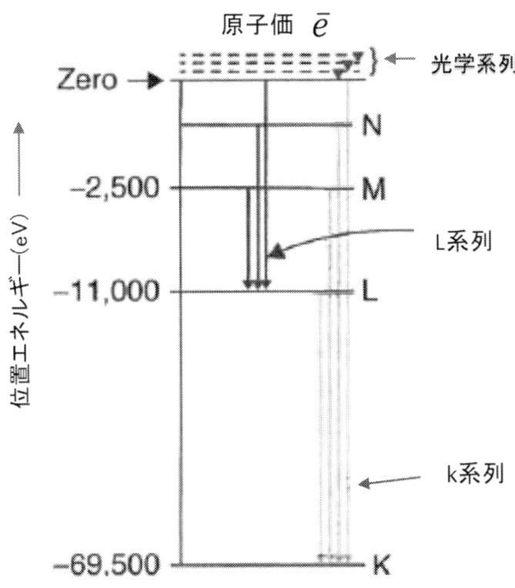

【問題 7】 原子で誤っているのはどれか。

1. M 殻電子の主量子数は 3 である。
2. K 殻電子の磁気量子数の値は 1 である。
3. スピン磁気量子数は 2 通りの状態がある。
4. L 殻電子の取り得る角運動量量子数は 0 と 1 である。
5. 角運動量量子数が 2 の軌道電子は 10 通りの状態がある。

【解説 7】

1. M 殻電子の主量子数は 3 である。　→ ○　正しい
2. K 殻電子の磁気量子数の値は 1 である。　→ ×　0 である
3. スピン磁気量子数は 2 通りの状態がある。　→ ○　正しい
4. L 殻電子の取り得る角運動量量子数は 0 と 1 である。　→ ○　正しい
5. 角運動量量子数が 2 の軌道電子は 10 通りの状態がある。　→ ○　正しい

B. 原子核

a. 構造（素粒子）と種類（同位体、同重体、同中性子体）

原子核とはなぁ～に？

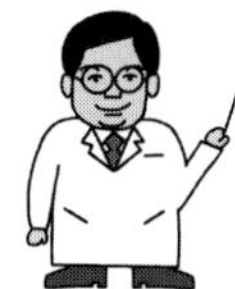

原子核は、原子の中心に位置する核子で、次の通りだよ。

・原子核は 2 種類の重要な粒子である陽子と中性子で構成されている。
・陽子は正の電荷があるが、中性子には電荷がない。電子は負の電荷（1.6×10^{-19}C）を持っている。原子は、電気的に中性である。
・原子は次式で表される。

$${}^{A}_{Z}X$$

ここで、X は元素記号、A は質量数（原子核内の中性子と陽子数）、Z は陽子数（または電子数）である。

素粒子とはなぁ～に？

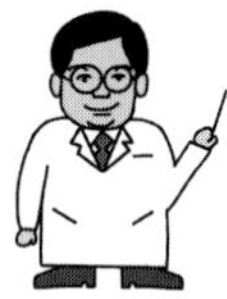

素粒子の構造は不明だよ。素粒子の構造は以下の通り。

・素粒子には、フェルミ粒子とボソン（ボース）粒子の 2 つの種類がある。
　物質の素粒子（フェルミ粒子）には、クォークとレプトンの 2 種類と以下の 6 種類がある。
・クォーク：アップ（u）、ダウン（d）、チャーム（c）、ストレンジ（s）、トップ（t）、

ボトム（b）
・レプトン：電子（e）、電子ニュートリノ（v_e）、ミュオン（μ）、ミュオンニュートリノ（v_μ）、タウ（τ）、タウニュートリノ（v_τ）
・上述の素粒子 12 個の他に、反物質の素粒子 12 個が存在する。
・自然界には、3 種類のメッセンジャー粒子またはボソン粒子に関係する 4 つの作用がある。

電磁気	光子（r）
強い力	8 種類のグルオン
弱い力	W^+、W^-、Z^0
電磁気力	光子
重力	重力子（まだ発見されていない）

ここで、W^+は陰電子（e^-）とニュートリノ（ν）、W^-は陰電子（e^-）と反ニュートリノ（ν^-）、Z^0 は陰電子と陽電子または 1 対の中間子（$\mu^{++}\mu^-$）である。

同位体とはなぁ～に？

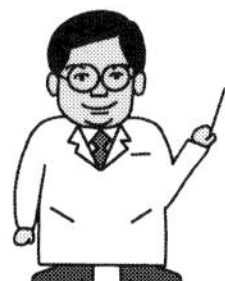

原子核にある陽子と中性子は、次のように分類されているよ。
・同位体とは、原子の中性子数は異なるが、陽子数は同じ（原子番号が同じで、質量数が異なる原子）。
・同中性子とは、陽子数は異なるが、中性子数は同じ。
・同重体（アイソバー）とは、中性子数と陽子数が同じ原子核（質量数が等しく、原子番号が異なる原子）。
・異性体（アイソマー）とは、核エネルギー準位が異なることを除いて、同じ原子（原子番号も質量数も等しく、核の安定性だけが異なる原子）である。
・陽子と中性子の結合が強ければ強いほど、安定した核種（非放射体）になる。
・陽子と中性子が互いに分裂するとき、原子核は安定する。
・安定原子核は、陽子数と中性数が偶数個または奇数個である。
・4 つの安定核種、$^{2}_{1}H$、$^{6}_{3}Li$、$^{10}_{5}B$、$^{14}_{7}N$ は陽子、中性子の両方が奇数である。
・約 20%の安定原子核は、陽子（Z）が偶数で中性子（N）が奇数であり、N と Z の割合は同じ。
・安定原子の陽子数と中性数の関係は次図の通り。

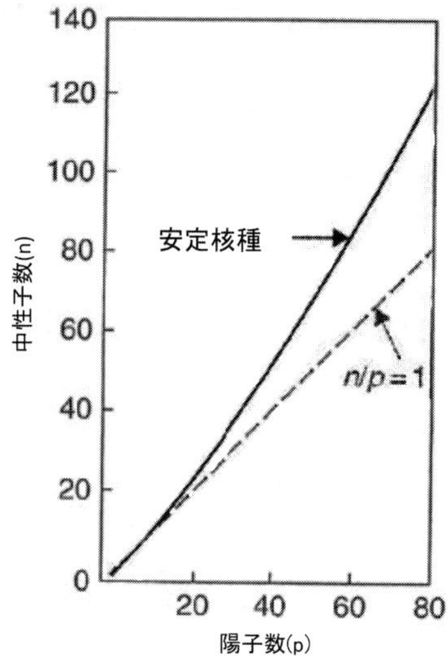

・核力は原子核内の核子（陽子と中性子）同士を結合している力である。
・陽子を中性子に変える。
・中間子の間でも作用する。
・質量欠損と関係する。
・メカニズムは強い核力の原因となる。
・核子にかかわらず荷電独立性がある。
・π中間子は素粒子ではないため、核力は基本相互作用ではない。

【問題 8】 誤っているのはどれか。

1. 同中性子とは、陽子数は異なるが、中性子数は同じである。
2. 同位体とは、原子の中性子数は異なるが、陽子数は同じである。
3. 同重体とは、中性子数と陽子数が同じ原子核である。
4. 異性体とは、核エネルギー準位が異なることを除いて同じ原子である。
5. 陽子と中性子の結合が強ければ強いほど、不安定な核種である。

【解説 8】

1. 同中性子とは、陽子数は異なるが、中性子数は同じである。 → ○　正しい
2. 同位体とは、原子の中性子数は異なるが、陽子数は同じである。 → ○　正しい
3. 同重体とは、中性子数と陽子数が同じ原子核である。 → ○　正しい
4. 異性体とは、核エネルギー準位が異なることを除いて同じ原子である。→ ○　正しい
5. 陽子と中性子の結合が強ければ強いほど、不安定な核種である。 → ×　安定な核種である

b. 統一原子質量単位

原子質量単位とはなぁ～に？

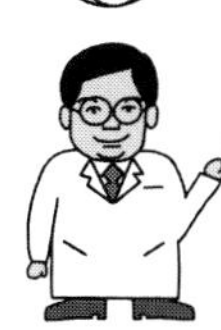

原子と原子核などの質量は、便宜的に原子質量単位（u）の単位で表されるよ。次の通りだよ。

・1 u は $^{12}_{6}C$ 炭素の原子量を 1/12 として定義されている。基本的に質量単位は次の通りである。

$1\ u = 1.66 \times 10^{-27}\ kg$

・原子の質量は 1 原子質量または原子量としても知られ、u で表される。別の表現に、グラム原子量があり、この量は数的に原子量に等しくグラムで表した質量である。

・アボガドロの法則によれば、すべての物質のグラム原子数は原子量と同じである。この数値はアボガドロ数（N_A）と呼ばれ、多くの研究者で測定され、グラム原子量（またはモル）あたり 6.0228×10^{23} 個である。

・グラムあたりの原子量、原子あたりのグラム数、グラムあたりの電子数の計算式を次に示す。

$$原子数/g = \frac{N_A}{A_W} = 1.505 \times 10^{23}$$

$$グラム/原子 = \frac{A_W}{N_A} = 6.646 \times 10^{-24}$$

$$電子数/g = \frac{N_A \cdot Z}{A_W} = 3.009 \times 10^{23}$$

・原子質量単位では、質量は電子 = 0.000548 u、陽子 = 1.00727 u、そして中性子 = 1.00866 u である。

・エネルギーの単位は、ジュール（J）であるが、原子核と原子で都合の良いエネルギーの単位はエレクトロンボルト（eV）である。

$1\ eV = 1\ V \times 1.602 \times 10^{-19}\ C = 1.602 \times 10^{-19}\ J$

c. 質量欠損と結合エネルギー

質量欠損とはなぁ～に？

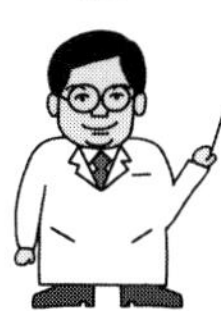

・アインシュタインの質量とエネルギーの特殊相対性理論によれば、質量 m はエネルギー E と等価であり、次式で表される。

$E = mc^2$

ここで、c は光速（3×10^8 m/sec）である。

・例えば、エネルギーを保存すれば、1 kg の質量は次式のようになる。

$E = 1kg \times (3 \times 10^8\ m/s)^2$

$= 9 \times 10^{16}\ J = 5.62 \times 10^{35}\ MeV$

・電子の静止質量は、その質量が 9.1×10^{-31} kg であるので、次式で表される。

$E_0 = 5.11 \times 10^5$ eV $= 0.511$ MeV

・1 u はエネルギーに変換できる。

1 u = 931.5 MeV

・粒子の質量は GeV/c^2 で表すことができる。

1 GeV/c^2 = 1.0723 u

・M を速度 v で移動する粒子の質量、m_0 を静止質量とするならば、次式が求められる。

$$m = \frac{m_o}{\sqrt{1-v^2/c^2}}$$

・運動エネルギー（E_k）は次式が求められる。

$$E_k = mc^2 - m_o c^2 = m_o c^2 \left[\frac{1}{\sqrt{1-\frac{v^2}{c^2}}} - 1 \right]$$

・特殊相対論に関係あるもの

- ・慣性系
- ・光速度不変
- ・質量エネルギー
- ・ローレンツ変換

【問題 9】 1 原子質量単位（MeV）はどれか。

1. 931.5
2. 511
3. 12.4
4. 6.63
5. 0.511

【解説 9】

1. 931.5　→ ○
2. 511　→ ×
3. 12.4　→ ×
4. 6.63　→ ×
5. 0.511　→ ×

d. 核スピンと磁気モーメント

核スピンとはなぁ～に？

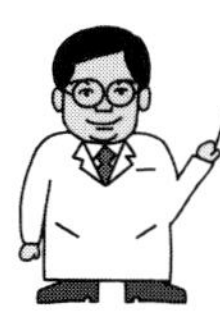

電子、陽子、中性子はスピンしているよ。その結果、原子核はそれぞれ固有の核スピンを持っているよ。核スピンは核種によって異なるよ。

磁気モーメントとはなぁ～に？

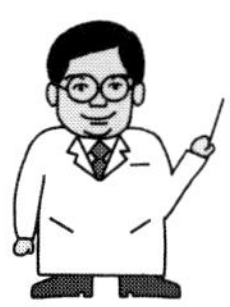

磁気モーメント（磁気能率）は磁力の大きさとその向きを示すベクトル量だよ。
対になる磁力の大きさを ± m とし、負極から正極を指すベクトルを d とすると、磁気モーメン M は次式で表されるよ。磁力は電荷が移動することで発生するのだよ。

$$M = md$$

原子核	スピン I	定数（gI）
^{1}H	1/2	5.58536
^{2}D	1	0.857386
^{12}C	0	-
^{13}C	1/2	1.4044
^{14}N	1	0.40358
^{15}N	1/2	− 0.56608
^{16}O	0	-
^{17}O	5/2	− 0.7572

【問題 10】 原子核で正しいのはどれか。

1. 核力は陽子と中性子の間には生じない。
2. 原子核の体積は質量数に反比例する。
3. 質量欠損と結合エネルギーは関係しない。
4. 液滴模型は原子核モデルとして用いられる。
5. クーロン力は原子核の安定性に関係しない。

【解説 10】

1. 核力は陽子と中性子の間には生じない。 → ×
2. 原子核の体積は質量数に反比例する。 → ×
3. 質量欠損と結合エネルギーは関係しない。 → ×
4. 液滴模型は原子核モデルとして用いられる。 → ○
5. クーロン力は原子核の安定性に関係しない。 → ×

3. 放射線の発生

A. 壊変

a. 法則

放射性壊変とはなぁに？

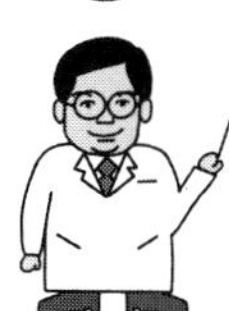

放射性崩壊は統計的な現象だよ。原子の多くは正確に崩壊するよ。その割合は単位時間あたりの崩壊数になるよ。放射能は、単位時間あたりに崩壊する原子の個数だよ。
放射性崩壊する原子数 N の割合を（ΔN/Δt）とすれば、次式で表されるよ。

$$\frac{\Delta N}{\Delta t} \propto N \qquad \text{または} \qquad \frac{\Delta N}{\Delta t} = -\lambda N$$

ここで、λは崩壊（壊変）定数と呼ばれる比例定数で、符号のマイナス（－）は、放射能を持つ原子数が時間とともに減衰していくことを示しているよ。
ΔN とΔt が非常に小さければ、それらは dN と dt で置き換えることができ、次式で表されるよ。

$$N = N_0 e^{-\lambda t}$$

ここで、N_0 は放射能崩壊を行う最初の原子数、e（e ＝ 2.718）は自然対数の底だよ。

b. 放射能

放射能とはなぁに？

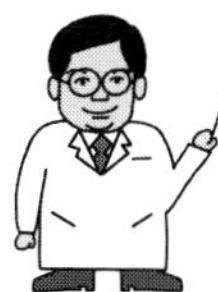

放射能 A は放射能物質が崩壊する割合だよ。ΔN/Δt を A とすれば、次式で表されるよ。

$$A = -\lambda N$$

$$A = A_0 e^{-\lambda t}$$

ここで、A は時間 t で残存している放射能、A_0 はλN_0 と同じ最初の放射能だよ。
放射能の SI 単位はベクレル（Bq）であり、時間あたりの崩壊数（dps）として定義されているよ。

$$1\ \text{Ci} = 3.7 \times 10^{10}\ \text{Bq}$$

半減期とはなぁに？

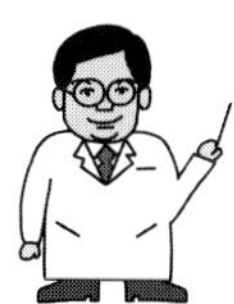

放射性物質の半減期（$T_{1/2}$）は、放射能または原子数が最初の値の半分になるまでの時間だよ。
半減期は次式が成り立つよ。

$$\frac{1}{2}=e^{-\lambda \cdot T_{1/2}} \quad \text{または} \quad T_{1/2}=\frac{In\,2}{\lambda}$$

ここで、In は自然対数であり、自然対数 In2 は 0.693 だよ。

$$T_{1/2}=\frac{0.693}{\lambda}$$

半減期を n とすれば、放射能は最初の値の $1/2^n$ まで減弱していくよ。

【問題 11】　半減期 T1/2 の放射性同位元素が N 個存在する場合の放射能はどれか。

1. $\frac{log_e 2}{NT_{1/2}}$
2. $\frac{Nlog_e 2}{T_{1/2}}$
3. $\frac{T_{1/2}log_e 2}{N}$
4. $\frac{N}{T_{1/2}log_e 2}$
5. $\frac{log_e 2}{NT_{1/2}}$

【解説 11】

1. $\frac{log_e 2}{NT_{1/2}}$　→ ×
2. $\frac{Nlog_e 2}{T_{1/2}}$　→ ○
3. $\frac{T_{1/2}log_e 2}{N}$　→ ×
4. $\frac{N}{T_{1/2}log_e 2}$　→ ×
5. $\frac{log_e 2}{NT_{1/2}}$　→ ×

平均寿命とはなぁに？

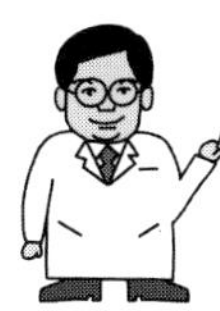

半減期 $T_{1/2}$ と平均寿命 T_a には次の関係が成り立つよ。

$T_a = 1.44\ T_{1/2}$

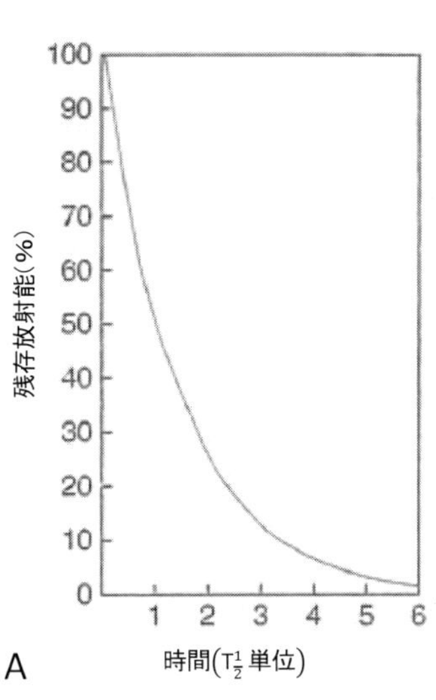

A

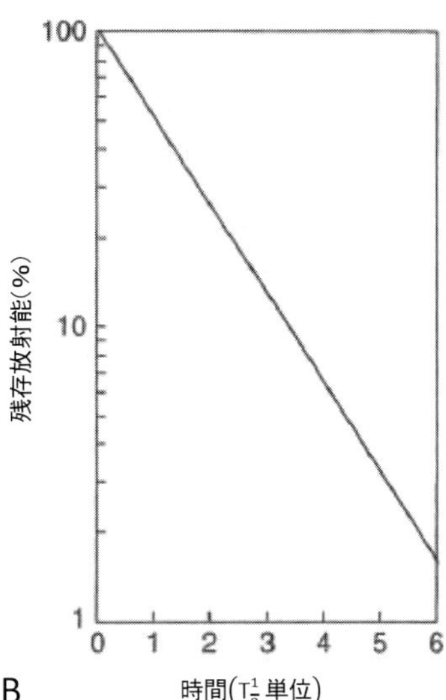

B

c. 形式

壊変形式とはなぁに？

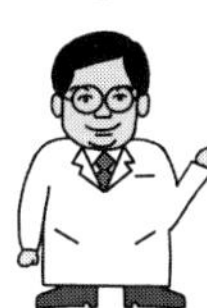

α 壊変、β^{-1} 壊変、β^{+1} 壊変、軌道電子捕獲（EC）があるよ。

《α 壊変》

・非常に高い原子番号の放射性核種（Z ＝ 82 以上）は、α 粒子を放出して頻繁に崩壊する。

・原子核の原子数は 2 個減少し、質量数は 4 個減少する。

・一般的な α 崩壊の反応は次式で表される。

$$ {}^{A}_{Z}X \rightarrow {}^{A-4}_{Z-2}Y + {}^{4}_{2}He + Q $$

ここで、Q は放射性核種の壊変の際に放出される放射線の全エネルギーであり、壊変エネルギーと呼ばれる。

・代表的な α 崩壊例にはラジウムーラドン変換がある。

$$ {}^{226}_{88}Ra \rightarrow {}^{222}_{86}Rn + {}^{4}_{2}He + 4.87\ MeV $$

・放射性物質から放出する粒子の運動エネルギーは約 5 ～ 10 MeV であり、固有の核種から不連続なエネルギーが放出される。

《β^{-1} 壊変》

・中性子数が過剰な原子核または陽子と中性子の比（n/p）が大きい原子核は不安定である。これらの原子核の（n/p）比は、安定状態になろうとするため減少しやすくなる。このような場合に陰電子が放出される。

・原子核から陰電子（β^{-1} 線）が放出される。陽子が 1 つ増え、中性子が 1 つ減少した原子核に変化する。

$$ {}^{A}_{Z}X \rightarrow {}_{Z+1}^{A}Y + {}_{-1}^{0}\beta + \tilde{\nu} + Q $$

ここで、Q は崩壊エネルギーである。このエネルギーは最初の原子核 ${}^{A}_{Z}X$ と生成核種 ${}_{Z+1}^{A}Y$ と放出粒子の質量の差に相当し、粒子を放出する。

・β崩壊によるエネルギースペクトルは連続しており、この崩壊で放出する 1 個の粒子よりも大きくなる。

・${}^{32}P$ の崩壊は次式で表される。

$$ {}^{32}_{15}P \rightarrow {}^{32}_{16}S + {}_{-1}^{0}\beta + \tilde{\nu} + 1.7MeV $$

・β^{-}スペクトルの終端エネルギーは崩壊エネルギーに等しく、最大エネルギー E_{max} で表される。β核種から放出する線の平均エネルギーは概ね $E_{max}/3$ になる。${}^{32}P$ のβ線スペクトルエネルギーを下図に示す。

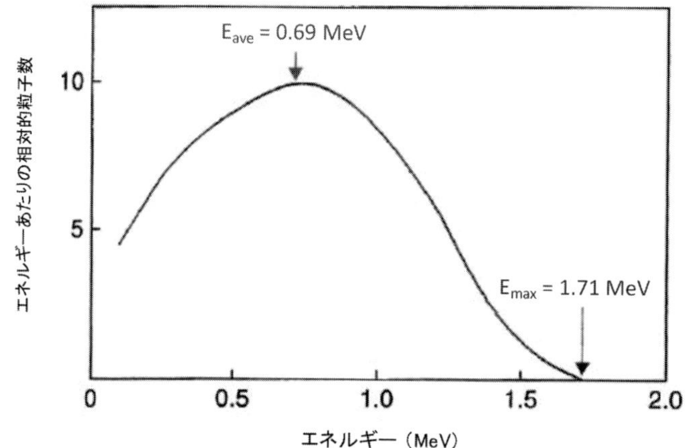

《β^{+1} 壊変》

・陽電子放出核種には、中性子欠損があり、その（n/p）比は同じ原子番号または中性子数の安定原子核よりも小さい。核種が安定になるためには崩壊によって（n/p）比が増加しなければならない。これが陽電子の放出するβ崩壊である。

・原子核から陽電子（β^{+1} 線）が放出される。陽子が 1 つ減り、中性子が 1 つ増加した原子核に変化する。

・崩壊反応は次式で表される。

$$ {}^{A}_{Z}X \rightarrow {}_{Z-1}^{A}Y + {}_{+1}^{0}\beta + \nu + Q $$

・陽電子は陰電子のようにエネルギースペクトルがある。

・陽電子放出の特別な例は ${}^{22}_{11}N_{a}$ 崩壊である。

$$^{22}_{11}Na \rightarrow \ ^{22}_{10}Ne + \ ^{0}_{+1}\beta + \nu + 1.82MeV$$

・$^{22}_{11}N_a$ の陽電子崩壊のエネルギー準位を下図に示す。崩壊を起こすために 1.02 MeV 以上のエネルギーが必要になる。相互作用では、0.51 MeV の光子を 2 個放出し、電子質量がエネルギーに変換される。

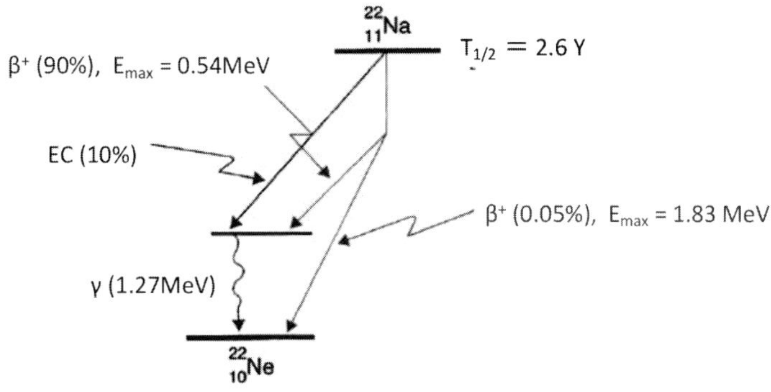

《軌道電子捕獲》

・電子捕獲は、1 個の軌道電子が原子核に捕獲される現象であり、陽子が中性子に変化する。

$$^{1}_{1}p + \ ^{0}_{-1}e \rightarrow \ ^{1}_{0}n + \nu$$

・崩壊式は次式で表される。

$$^{A}_{Z}X + \ ^{0}_{-1}e \quad \rightarrow \quad _{Z-1}^{\ \ A}Y + \nu + Q$$

・中性子が不足した不安定な原子核は、安定な原子核になるために電子捕獲で（n/p）比を増加させる。

・電子捕獲は主に K 殻電子が原子核に近づくために生じ、その過程を K 捕獲と呼ぶ。しかし、他の L 捕獲または M 捕獲も生じることがある。

《オージェ電子》

・電子捕獲による崩壊は別の外側の軌道電子で満たされた殻に空孔を生じ、特性 X 線を放出する。これがオージェ電子である。

・オージェ電子はエネルギーを得て励起した原子が基底状態に戻ろうとするとき、余ったエネルギーを放出するかわりに、原子内の電子にそのエネルギーが与えられて放出される単一エネルギーの電子である。この過程が内部光電効果である。

・別の原子と光子の相互作用で生じる X 線は蛍光 X 線である。電子が外郭軌道から内郭軌道に遷移することで放出される過剰なエネルギーは光子（蛍光 X 線）またはオージェ電子として現れる。

・蛍光 X 線とオージェ電子の放出は原子の原子番号に関係する。

《内部転換》

・原子核から放出する γ 線は原子核のエネルギー変換後に励起状態の原子核から放出したものである。

・内部転換は、核種が崩壊して娘核種を生成し励起状態になり、γ 線を放出する。γ 線は原子に吸収され、エネルギー（$E_r - E_k$）の K 殻電子を放出する。したがって、K 殻軌道は空乏になる。

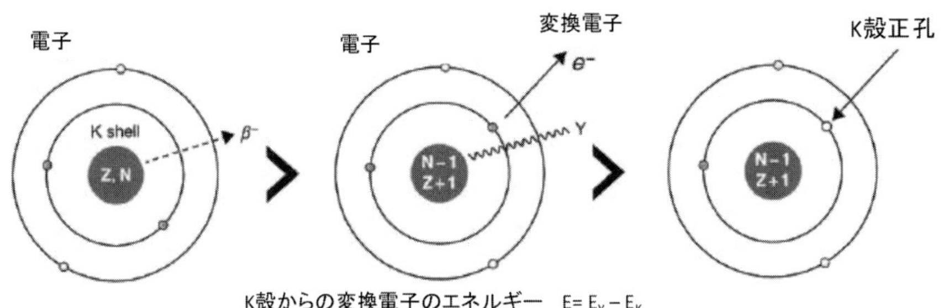

・オージェ電子の放出過程を下図に示す。放出過程は内部転換→殻の正孔の生成→ L 殻→エネルギー（$E_r - E_k$）の特性 X 線の放出→エネルギー［$(E_r - E_k) - E_M$］の特性オージェ電子の放出である。

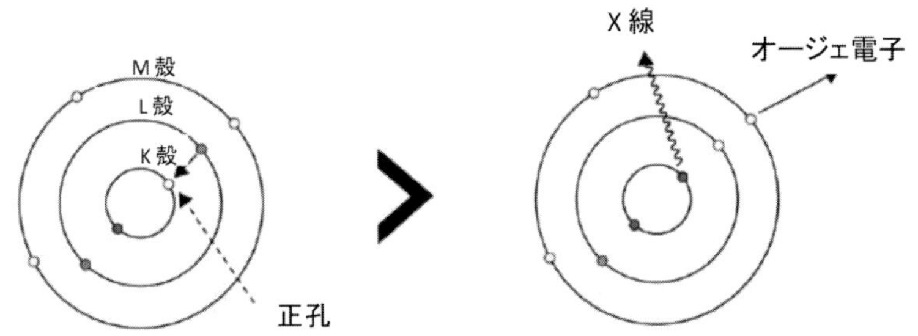

《核異性体転移》

・核異性体転移では、娘核種は γ 線の放出または内部転換によって直ちに過剰エネルギーを損失する。

・ある原子核では、原子核は長時間にわたり励起状態になる。

・その励起状態は準安定状態である。

・準安定状態の核種は原子数と質量数が同じであるが、エネルギー状態が異なる最後の生成核種の異性体である。

・核医学で使用される準安定核種には、^{99}Tc の核異性体である ^{99m}Tc がある。

《γ 線放出》

・原子核が不安定な場合には、余っているエネルギーが電磁波として放出される。

【問題 12】 放射性壊変で正しいのはどれか。2 つ選べ。

1. 平均寿命は壊変定数に比例する。
2. 半減期は平均寿命の 1.44 倍である。
3. 半減期は最初に存在した原子数が半分になる時間である。
4. 壊変定数は最初に存在した原子数が 1/e になる時間の逆数である。
5. 半減期は壊変定数と比例の関係にある。

【解説 12】

1. 平均寿命は壊変定数に比例する。 → ×
2. 半減期は平均寿命の 1.44 倍である。 → ×
3. 半減期は最初に存在した原子数が半分になる時間である。 → ○
4. 壊変定数は最初に存在した原子数が 1/e になる時間の逆数である。 → ○
5. 半減期は壊変定数と比例の関係にある。 → ×

d. 系列壊変と放射平衡

系列壊変とはなぁに？

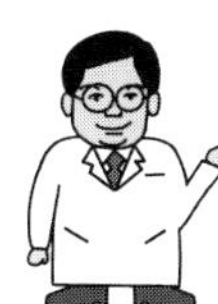

系列壊変は次の通りだよ。

・現在、知られている原子は 103 個である。このうち、最初の 92 個（Z ＝ 1 ～ Z ＝ 92）は自然界に存在する。他の原子は人工的に製造される。

・一般的に、低原子番号の元素は安定であり、高原子番号の元素は放射性である。原子核内の粒子数は増加するので、粒子間の結合力は、事実上小さくなる。したがって、放出粒子数は増加する。この特徴は原子番号が 82（鉛）以上の 原子番号の元素を考えてみればわかる。

・自然放射性元素はウラニウム系列、アクチニウム系列、トリウム系列の 3 系列に分類される。

《ウラニウム系列》

半減期 4.51×10^9 年の ^{238}U が起源である。α 粒子と β 粒子の放射壊変を伴っている。また、γ 線はそれらの壊変過程で発生する。

《アクチニウム系列》

半減期 7.13×10^8 年の ^{235}U を起源とする。

《トリウム系列》

半減期 1.39×10^{10} 年の ^{232}Th を起源とする。

・すべての系列はそれぞれの質量数が 206、207、208 の Pb（鉛）の安定同位体になる。

放射平衡とはなぁに？

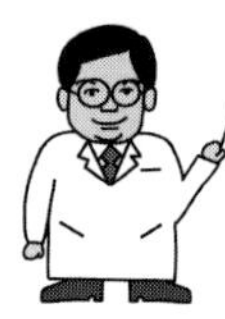

放射平衡は次の通りだよ。

・放射性核種は連続的に崩壊していく。親核種である最初の核種は娘核種を生成する。

・親核種よりも娘核種の半減期が非常に長いならば、一定の時間後に平衡状態になり、親核種と娘核種の放射能は一定の比率になる。

・放射平衡は親核種の半減期が娘核種よりも短い場合は過渡平衡、一方、親核種の半減期が娘核種よりも圧倒的に長い場合は永続平衡と呼ばれる。

《過渡平衡》

・親核種 ^{99}Mo（$T_{1/2}$ = 67h）と娘核種 ^{99m}Tc（$T_{1/2}$ = 6h）の過渡平衡を下図に示す。

・親核種と娘核種の放射能の関係式である。

$$A_2 = A_1 \frac{\lambda_2}{\lambda_2 - \lambda_1}\left(1 - e^{-(\lambda_2 - \lambda_1)t}\right)$$

ここで、A_1 と A_2 は親核種と娘核種それぞれの放射能である。λ_1 と λ_2 は崩壊定数である。T_1 と T_2 は親核種と娘核種のそれぞれの半減期で次式が表される。

$$A_2 = A_1 \frac{T_2}{T_1 - T_2}\left(1 - e^{-0.693(T_1 - T_2)/T_1 T_2 \times t}\right)$$

・過渡平衡の場合、平衡状態になるまでの時間は、娘核種の半減期に比べて非常に長い。

・放射性核種は過渡平衡に達した後は、2 種類の核種の相対的な放射能は次式で示される。

$$\frac{A_2}{A_1} = \frac{\lambda_2}{\lambda_2 - \lambda_1}$$

$$\frac{A_2}{A_1} = \frac{T_2}{T_2 - T_1}$$

・実際的な過渡平衡の例には、診断に用いる ^{99m}Tc を製造する ^{99}Mo ジェネレータがある。ジェネレータはカウ（cow）と呼ばれ、娘核種を製造する。

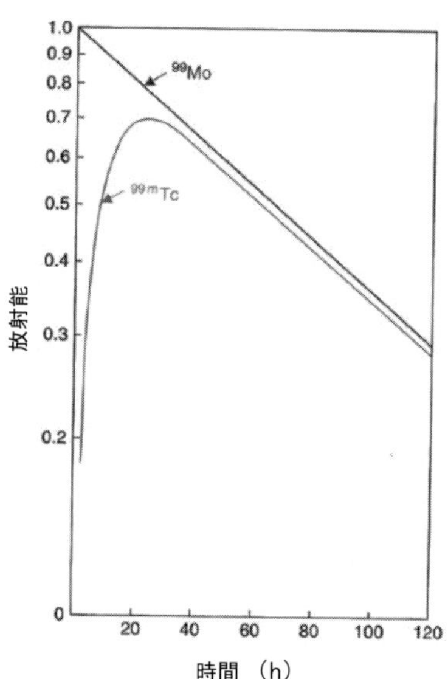

《永続平衡》

・永続平衡の場合、親核種の半減期は娘の半減期と比較して非常に長いため、λ_2 は λ_1 よりも非常に大きく、λ_1 は無視できる。

$$A_2 = A_1\left(1 - e^{\lambda_2 t}\right)$$

・永続平衡では、長時間経過した後に、$\lambda_2 t$ は大きくなり、上式の指数項は 0 に近づき、次式で表される。

$$A_2 = A_1$$

$$\lambda_2 N_2 = \lambda_1 N_1$$

・ラジウム線源は永続平衡である。^{26}Ra－^{222}Rn の永続平衡を下図に示す。

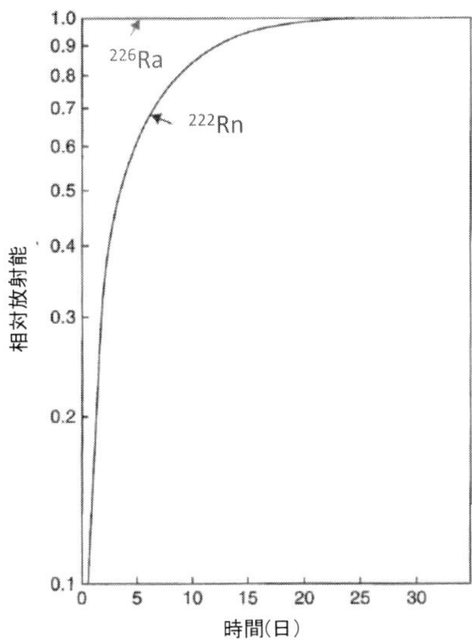

【問題 13】 永続平衡が成り立つときに正しいのはどれか。2 つ選べ。

1. 親核種の放射能が娘核種と異なる。
2. 親核種の半減期が娘核種に比べ十分に大きい。
3. 親核種と娘核種の原子数が同じである。
4. 親核種と娘核種との壊変形式が同じである。
5. Ra 線源は永続平衡である。

【解説 13】

1. 親核種の放射能が娘核種と異なる。　→ ×
2. 親核種の半減期が娘核種に比べ十分に大きい。　→ ○
3. 親核種と娘核種の原子数が同じである。　→ ×
4. 親核種と娘核種との壊変形式が同じである。　→ ×
5. Ra 線源は永続平衡である。　→ ○

B．X線

a．分類と性質

X線の種類には何があるの？

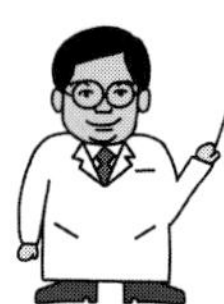

発生するX線には、制動放射線と特性X線の2種類があるよ。

《制動放射線》

・制動放射線は高速電子と原子核との放射衝突の結果発生する。

・制動放射線は引力のクーロン力で曲げられてエネルギーを失う。

・電子は電磁場に関係して原子核の近傍を通過するので突然に加速し偏向する。制動放射線の発生を次に示す。

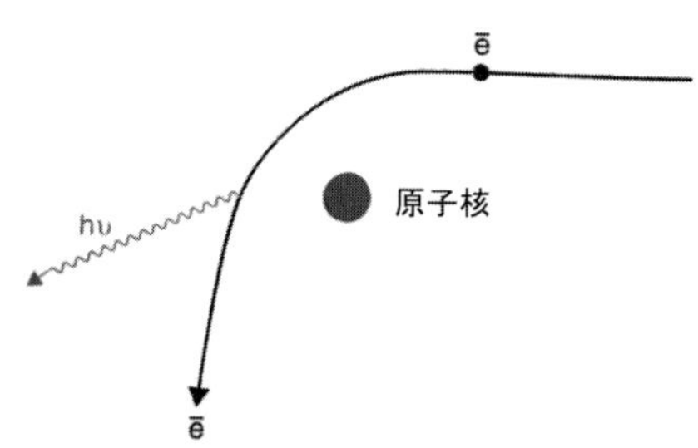

・制動放射線は制動放射線の発生方向は入射電子のエネルギーに関係している。

・電子線の運動エネルギーが増加するにつれてX線は前方に発生するようになる。

・原子あたりの電子のエネルギー損失は、原子番号の2乗（Z^2）に関係する。

・制動放射線の発生確率はターゲット物質のZ^2で変化する。

・X線発生効率は次式で示される。

　発生効率＝$9 \times 10^{-10}ZV$

　ここで、Vは管電圧（V）である。

・制動放射線の強度と発生効率

　・発生強度＝$KIZV^2$

　・発生効率＝KZV

　ここで、Kは定数、Vは管電圧、Iは管電流、Zは原子番号である。

・診断領域での発生効率は1%未満である。

・制動放射線の最大エネルギーは管電流に比例する。

・ターゲット周囲の空間的線量分布図を次図に示す。

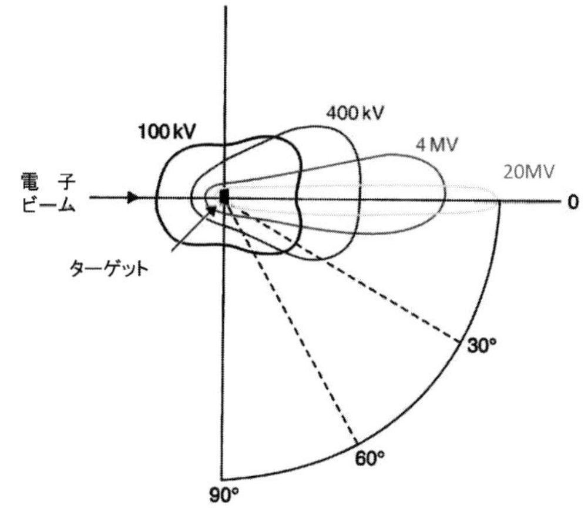

【問題 14】 制動放射線で正しいのはどれか。2 つ選べ。

1. 発生強度は管電流に比例する。
2. 最短波長は管電圧に比例する。
3. 最大振動数は管電流に比例する。
4. 最大エネルギーは管電流に比例する。
5. 発生効率はターゲットの原子番号に比例する。

【解説 14】

1. 発生強度は管電流に比例する。 → ○
2. 最短波長は管電圧に比例する。 → ×
3. 最大振動数は管電流に比例する。 → ×
4. 最大エネルギーは管電流に比例する。 → ×
5. 発生効率はターゲットの原子番号に比例する。 → ○

《特性 X 線》

- ターゲットに入射する電子は、特性 X 線も発生する。
- 運動エネルギー E_0 の電子線は K 殻、L 殻、M 殻の軌道電子を放出し、ターゲットの原子と相互作用する。一次入射電子はエネルギー $E_0 - \Delta E$ の衝突で発生する。ΔE は軌道電子に付与するエネルギーである。
- 空孔が軌道にできれば、その後の空孔に外殻電子が遷移する。その際、エネルギーは電磁波の形で放出される。これを特性 X 線と呼ぶ。
- 特性 X 線は電子が遷移する過程で放射される。

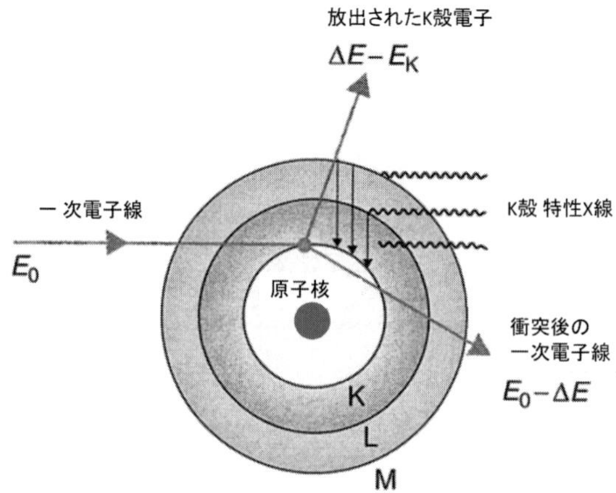

・特性 X 線は制動放射線と違い単一エネルギーになる。
・特性 X 線の経験則がある（モーズレの法則）。

$$\sqrt{\lambda} = K(Z - S)$$

ここで、λ は波長、Z は原子番号、S は遮蔽定数、K はスペクトル系列によって決まる定数である。

・電子が L 殻から K 殻に遷移するならば、放射される光子のエネルギーは $h\nu = E_K - E_L$ になる。

ここで、E_K と E_L はそれぞれ K 殻と L 殻の結合エネルギーである。

・荷電粒子の制動放射によるエネルギー損失が電離損失と等しくなるエネルギーは、臨界吸収エネルギーと呼ばれる。
・放出確率は K α の方が K β より大きい。

【問題 15】 特性 X 線に関係するのはどれか。

1. クライマースの式
2. メスバウアー効果
3. モーズレの法則
4. デュエン・ハントの法則
5. ガイガー・ヌッタルの法則

【解説 15】

1. クライマースの式　→ ×
2. メスバウアー効果　→ ×
3. モーズレの法則　→ ○
4. デュエン・ハントの法則　→ ×
5. ガイガー・ヌッタルの法則　→ ×

b. X 線ビームのスペクトル

X 線エネルギースペクトルはどうなっているの？

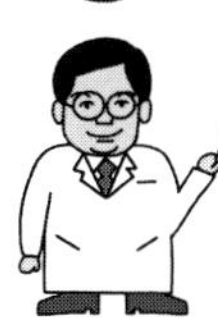

X 線装置で発生する X 線は、エネルギーが不均一だよ。特性 X 線の単一エネルギーと制動放射線の連続分布エネルギーがあるよ。

- 制動放射線の最大エネルギーは入射電子エネルギーと同じである。
- 数値的には、keV の最大エネルギーは kVp の陽極と陰極の電圧差に等しい。
- 光子のエネルギースペクトルはフィルタなしの場合よりも固有濾過（ターゲット、ガラス壁、薄いベリリウム窓での X 線吸収）によってかなり変化する。
- X 線管の外側に付加フィルタを付けた場合には、スペクトルはさらに変化する。
- フィルタを厚くすれば、ビームは硬化していく。平均エネルギーが高くなり、透過力が増加する。
- X 線エネルギースペクトルの形状は管電圧、制動放射線、濾過作用で変わる。
- X 線は、濾過作用と同様に管電圧に依存したエネルギースペクトル分布になるためにエネルギーを線質、透過力、線質硬化で表すことは難しい。
- 平均 X 線エネルギーはおおよそ最大エネルギーまたは管電圧 kVp の 1/3 になる。

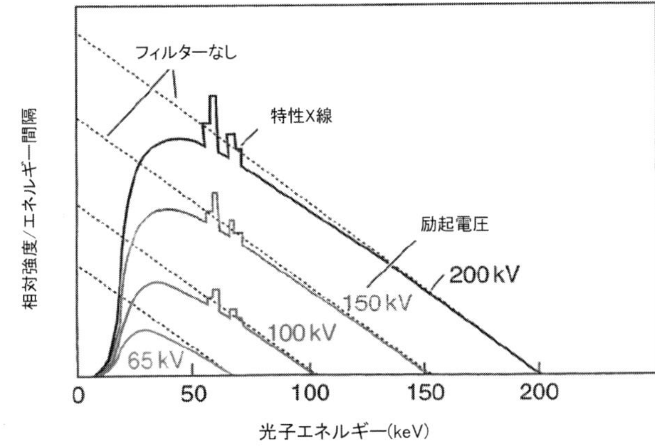

- 連続エネルギースペクトル放出の放射線
  - 制動 X 線
  - コンプトン反跳電子
  - β^-線
  - β^+線
  - 核分裂片エネルギー
- 線エネルギースペクトル放出の放射線
  - α線
  - γ線
  - オージェ電子
  - 特性 X 線

・内部転換電子
・光電子

【問題 16】 連続エネルギースペクトルを示すのはどれか。2 つ選べ。

1. β^+線
2. 消滅放射線
3. 制動放射線
4. オージェ電子
5. 内部転換電子

【解説 16】

1. β^+線 → ○
2. 消滅放射線 → ×
3. 制動放射線 → ○
4. オージェ電子 → ×
5. 内部転換電子 → ×

4. 物質との相互作用

A. 光子

a. 干渉性散乱

干渉性散乱とはなぁ〜に？

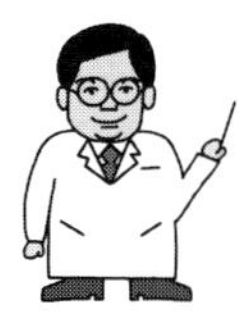

干渉性散乱は古典散乱またはレイリー散乱ともいわれるよ。

- 干渉性散乱の相互作用は自由電子の近傍を通過する電磁波の強制振動で起こる。
- 振動電子は電磁波と同じ周波数でエネルギーを再び放射する。この散乱 X 線の波長は入射ビームと同じある。
- エネルギーは電子運動で変化せず、物質中で吸収されない。
- この相互作用では、小さな角度で光子が散乱するだけである。
- 干渉性散乱は高原子番号物質と低エネルギーの光子で起こり得る。

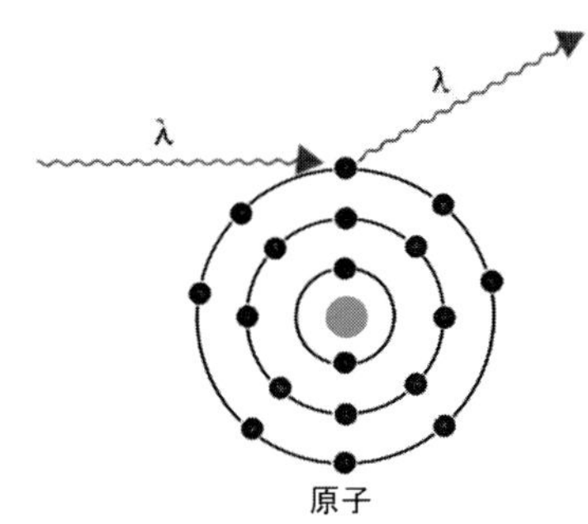

【問題 17】 干渉性散乱で誤っているのはどれか。

1. 古典散乱という。
2. 電磁波の強制振動で起こる。
3. 散乱 X 線の波長は入射ビームと同じである。
4. 散乱後にエネルギーが減少する。
5. 低エネルギーの光子で起こり得る。

【解説 17】

1. 古典散乱という。	→ ○	正しい
2. 電磁波の強制振動で起こる。	→ ○	正しい
3. 散乱 X 線の波長は入射ビームと同じである。	→ ○	正しい
4. 散乱後にエネルギーが減少する。	→ ×	エネルギーは変化しない
5. 低エネルギーの光子で起こり得る。	→ ○	正しい

b. 光電吸収

光電吸収とはなぁ～に？

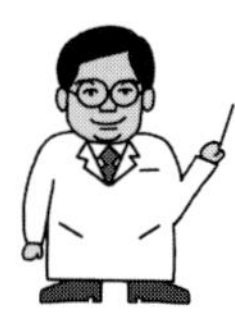

光電吸収は光電効果ともいわれるよ。

- 光電効果は、光子が原子によって吸収される現象で、軌道電子の一つを放出する。
- 過程では、光子の全エネルギー（hν）は最初に原子で吸収され、そのエネルギーのすべてを原子内の電子に付与する。
- 電子の運動エネルギー（光電子と呼ばれる）は $h\nu - E_B$ に等しい。
 ここで、E_B は電子の結合エネルギーである。
- 電子が K 殻、L 殻、M 殻、または N 殻に捕獲される。電子が原子から放出された後、殻に空孔ができる。電子は原子を飛び出し、励起状態になる。
- 軌道電子は特性 X 線を放出して空孔を埋める。オージェ電子を放出することもある。
- オージェ電子は空孔を満たす内殻電子がエネルギーを放出してより高い軌道に外殻の電子を遷移させ、そのときにその電子を原子外に放出する。
- 高原子番号物質では、特性 X 線のエネルギーは高く、光電子の飛程と比較して長い距離にエネルギーを蓄積する。このような場合、部分的な吸収エネルギーは低く、特性 X 線の形で放射され、間接的に吸収されていく。
- 光電吸収は光子エネルギーに関係している。
- 質量光電減弱係数（τ/ρ）と光子エネルギーの関係は次式で表される。

$$\tau/\rho \propto 1/E^3$$

- 鉛の光電吸収エネルギーは 15 keV と 88 keV のところで不連続的に変化する。この不連続部が吸収端であり、L 殻と K 殻のそれぞれの結合エネルギーに一致する。
- 吸収端は M 殻または非常にエネルギー準位の高い殻の電子に限られている。
- 光子エネルギー E が高くなれば、質量光電減弱係数は次の不連続部（K 吸収端）まで $1/E^3$ の割合で減少する。
- 光電吸収は、骨、筋肉、脂肪のような様々な組織による Z（原子番号）の違いによって X 線吸収の割合は異なる。
- 光電子放出の角度分布は光子エネルギーに関係する。低エネルギー光子では、光電子は入射光子に対して 90°方向に放出される。光電子はエネルギーの増加に伴い前方に放出される。

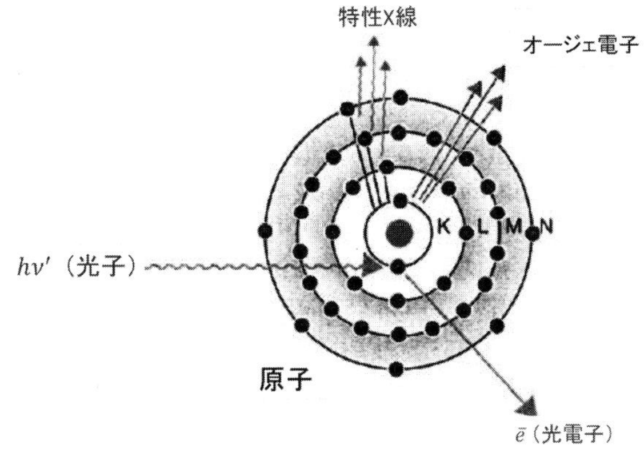

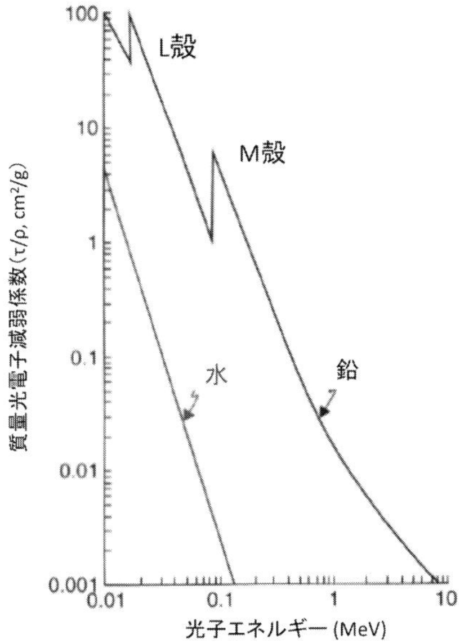

【問題 18】 光電効果で正しいのはどれか。

1. 軌道電子との弾性散乱である。
2. 断面積は吸収端で急激に変化する。
3. 光電子の反跳角は原子に固有の値となる。
4. L 吸収端のエネルギーは K 吸収端より高い。
5. 入射光子と光電子の運動エネルギーは等しい。

【解説 18】

1. 軌道電子との弾性散乱である。 → ×
2. 断面積は吸収端で急激に変化する。 → ○
3. 光電子の反跳角は原子に固有の値となる。 → ×
4. L 吸収端のエネルギーは K 吸収端より高い。 → ×
5. 入射光子と光電子の運動エネルギーは等しい。 → ×

c. コンプトン散乱

コンプトン散乱とはなぁ～に？

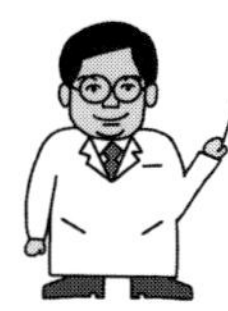

コンプトン散乱はコンプトン効果による電子と原子の衝突の現象だよ。

- コンプトン効果は、原子内電子と相互作用を行い、電子の結合エネルギーは光子の衝突エネルギーよりも非常に小さい。この相互作用では、電子は光子から若干のエネルギーが付与され、角度 θ 方向に放射する。光子エネルギーは低下し、角度 ϕ 方向に散乱する。
- コンプトン効果はエネルギー保存則の原理から次式が求められる。

$$E = h\nu_0 \frac{\alpha(1-cos\phi)}{1+\alpha(1-cos\phi)}$$

$$h\nu' = h\nu_0 \frac{1}{1+\alpha(1-cos\phi)}$$

$$cot\theta = (1+\alpha)tan\,\phi/2$$

ここで、$h\nu_0$、$h\nu'$、および E は入射光子、散乱光子、電子のそれぞれエネルギー、$\alpha = h\nu_0/m_0$ である。m_0c^2 は電子の静止エネルギー（0.511 MeV）であり、$h\nu_0$ を MeV で表せば、$\alpha = h\nu_0/0.511$ となる。

- コンプトン効果は吸収物質の自由電子と相互作用を行うので、原子番号 Z に関係しない。
- コンプトン質量減弱係数（δ_c/ρ）は Z に無関係であり、グラムあたりの電子数にだけに依存する。
- δ_c/ρ はすべての物質でほとんど同じになる。
- 骨の密度を 1.65 g/cm^3、軟部組織の密度を 1.04 g/cm^3 と仮定すれば、1 cm 厚さの骨に X 線減弱は、1.53 cm 厚の軟部組織の減弱に等しくなる。

$$(1cm)\frac{(\rho_e)_{bone}}{(\rho_e)_{muscle}} = (1cm) \times \frac{1.65(g/cm^3) \times 3.29 \times (electorn/g)}{1.04(g/cm^3) \times 3.31 \times (electorn/g)} = 1.53cm$$

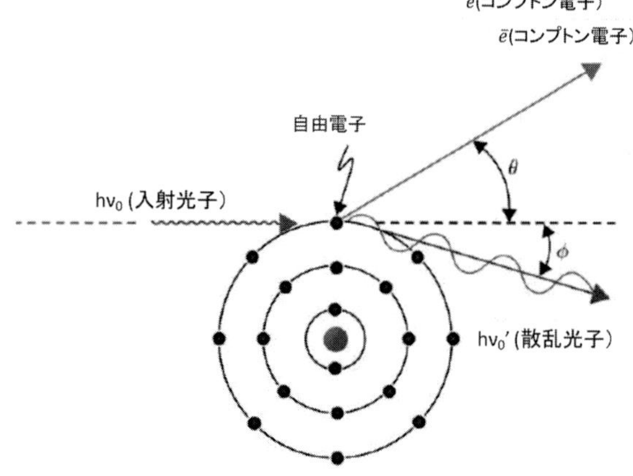

【問題 19】 コンプトン効果で誤っているのはどれか。

1. 散乱光子の中には入射光子の振動数より大きいものが含まれる。
2. 入射光子のエネルギーが大きいほど反跳電子のエネルギーも相対的に大きい。
3. 散乱光子と入射光子の進行方向が近くなるほど反跳電子のエネルギーも相対的に大きい。
4. 入射光子の進行方向に近い角度の散乱光子ほどエネルギーが小さい。
5. エネルギー保存の法則と運動保存の法則で説明できない。

【解説 19】

1. 散乱光子の中には入射光子の振動数より大きいものが含まれる。 → ○ 正しい
2. 入射光子のエネルギーが大きいほど反跳電子のエネルギーも相対的に大きい。 → ○ 正しい
3. 散乱光子と入射光子の進行方向が近くなるほど反跳電子のエネルギーも相対的に大きい。 → ○ 正しい
4. 入射光子の進行方向に近い角度の散乱光子ほどエネルギーが小さい。 → ○ 正しい
5. エネルギー保存の法則と運動保存の法則で説明できない。 → × 説明できる

コンプトン効果に特別の場合があるの？

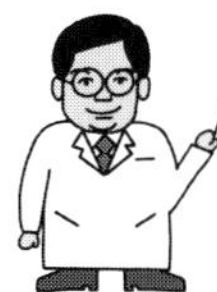

直接衝突、グレージング衝突 90° 光子散乱について話すね。

《直接衝突》

・光子が電子と直接衝突すれば、電子は前方（ϕ = 0°）に進み、衝突後に散乱光子は後方に反跳する。

・電子には光子から最大エルギー E_{max} が付与され、散乱光子のエネルギーは最小 $h\nu'_{min}$ になる。cos ϕ = cos 180° = −1 とすれば、次式が求まる。

$$E = h\nu_0 \frac{2\alpha}{1+2\alpha}$$

$$h\nu'_{min} = h\nu_0 \frac{1}{1+2\alpha}$$

《グレージング衝突》

・光子が電子とグレージング衝突を行うならば、電子は直角方向（ϕ = 90°）に進行し、散乱光子は前方（ϕ = 0°）に反跳される。5、cos ϕ = cos 0° = 1 とすれば、E = 0 で次式が求められる。

$h\nu' = h\nu_0$

《90° 光子散乱》

①低エネルギー光子の相互作用の場合

・入射光子エネルギーが電子線の静止エネルギー以下であれば、そのエネルギーは電子に付与され、入射光子と散乱光子はほぼ同じエネルギーになる。

・$h\nu_0$ = 51.1 keV とすれば、$\alpha = h\nu_0/m_0c^2$ = MeV/0.511 MeV = 0.1 になる。

$$E_{max} = 51.1(keV)\frac{2(0.1)}{1+2(0.1)} = 8.52keV$$

$$h\nu'_{min} = 51.1(keV)\frac{1}{1+2(0.1)} = 42.58\boldsymbol{keV}$$

・コンプトン散乱光子は、最初の光子とほぼ同じエネルギーになる。

②高エネルギー光子の相互作用の場合

・光子はコンプトン電子によりエネルギーをほとんど失い、散乱光子のエネルギーは非常に小さくなる。

・$h\nu_0$ = 51.1 MeV ならば、α = 10.0 となり、次式が成り立つ。

$$E_{max} = 5.11(MeV)\frac{2(10)}{1+2(10)} = 4.87\text{MeV}$$

$$h\nu' = 5.11(MeV)\frac{1}{1+2(10)} = 0.24\text{MeV}$$

・高エネルギー光子では、低エネルギー光子を含むコンプトン相互作用と比較して吸収エネルギーは多い。

③ϕ = 90° および 180° 方向のコンプトン散乱の場合

ϕ = 90° とすれば、次式が求められる。

$$hv' = \frac{hv_0}{1+\alpha}$$

$\alpha \gg 1$ の光子エネルギーでは、次式になる。

$$hv' = \frac{hv_0}{\alpha}$$

$$hv' = m_0c^2 = 0.511MeV$$

・ϕ = 180° 散乱は、$h\nu_0$ = 0.255 MeV になるので、入射光子エネルギーが高ければ（$\alpha \gg 1$）、次のことがいえる。

a. 90° の散乱線は入射エネルギーに関係なく、最大エネルギーは 0.511 MeV になる。

b. 後方散乱線は入射エネルギーに関係なく、最大エネルギーは 0.255 MeV になる。

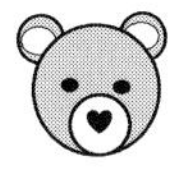

コンプトン効果のエネルギーと原子番号の関係はどうなの？

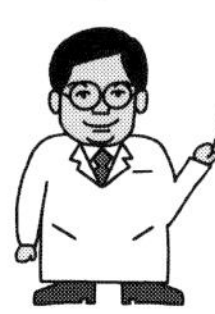

コンプトン効果は、入射光子エネルギーが電子の結合エネルギーよりも大きくなければ起きることはないよ。コンプトン効果は光電効果と異なり、入射光子エネルギーが電子の結合エネルギーと等しいか、あるいはわずかに大きいときに最も多く起こるのだよ。したがって、光子エネルギーが K 殻電子の結合エネルギー以上になるときに、光電効果はエネルギーとともに急速に減少するよ。コンプトン効果は光子エネルギーが増加していくと減少するよ。
水の光子エネルギーに対する質量減弱係数（δ/ρ）を下図に示すよ。

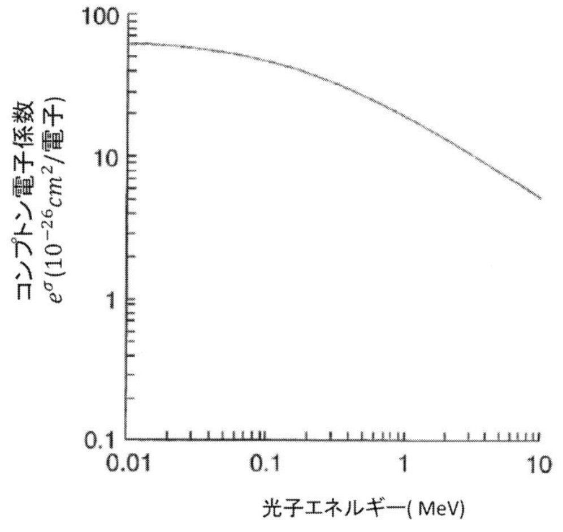

【問題 20】 コンプトン効果で正しいのはどれか。

1. 散乱光子のエネルギーは入射光子のエネルギーより低い。
2. 入射光子の進行方向に近い方向の散乱光子ほどエネルギーは高い。
3. 入射光子のエネルギーが高いほど散乱光子は入射光子の進行方向に多く散乱される。
4. 入射光子と散乱光子のエネルギーの差は入射光子のエネルギーに依存する。
5. 反跳電子の角度は散乱光子の角度より大きい。

【解説 20】

1. 散乱光子のエネルギーは入射光子のエネルギーより低い。 → ×
2. 入射光子の進行方向に近い方向の散乱光子ほどエネルギーは高い。 → ○
3. 入射光子のエネルギーが高いほど散乱光子は入射光子の進行方向に多く散乱される。 → ×
4. 入射光子と散乱光子のエネルギーの差は入射光子のエネルギーに依存する。 → ×
5. 反跳電子の角度は散乱光子の角度より大きい。 → ×

d．電子対生成と三電子対生成

電子対生成とはなぁ〜に？

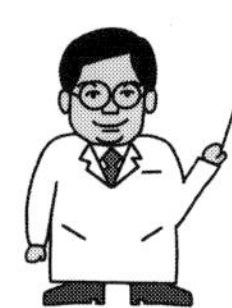

光子エネルギーが 1.02 MeV 以上になれば、光子は電子対生成によって物質と相互作用を行うよ。電子対生成は次の通りだよ。

- 光子は原子核の電磁場で強く相互作用を行い（クーロン力）、陰電子（e^-）、陽電子（e^+）の 1 イオン対を生成する過程でエネルギーをすべて付与し、消滅する。
- 電子の休止質量エネルギーは 0.51 MeV に等しく、電子対を作るために最大エネルギー 1.02 MeV が必要になる。
- イオン対を生成するしきいエネルギーは 1.02 MeV である。
- イオン対を生成するしきいエネルギーに用いられる全運動エネルギーは（hν −1.02）である。
- 陽子は 2 個の電子と結合するときに、逆の過程、すなわち、エネルギー変換が起きる。
- 光子が変換する 2 個の電子は消滅放射線と呼ばれる。

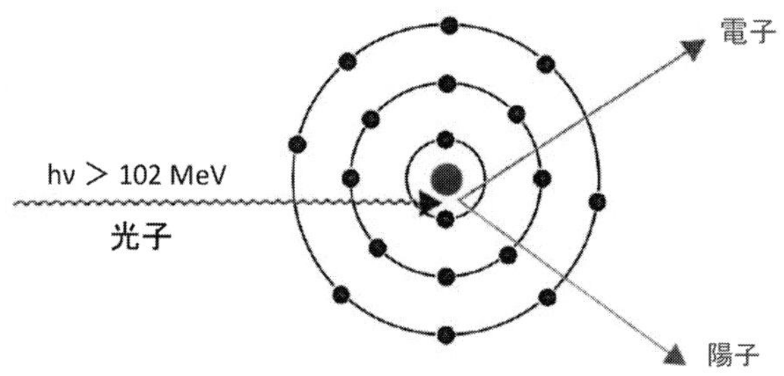

消滅放射線とはなぁ〜に？

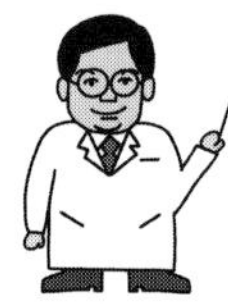

電子対生成の結果、発生する陽電子が物質中を通過するとき、電離、励起、および制動放射線の相互作用で行い、エネルギーを損失するよ。その飛程端の近傍で陽電子は自由電子の一つと結合する。自由電子の周辺では 0.51 MeV を持つ 2 個の消滅放射線ができるよ。運動量はこの過程で保存されるので 2 個の光子は反対方向に放射されるよ。

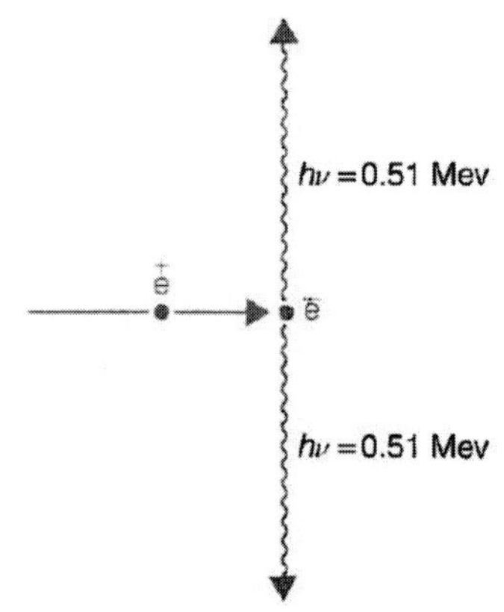

三電子対生成とはなぁ〜に？

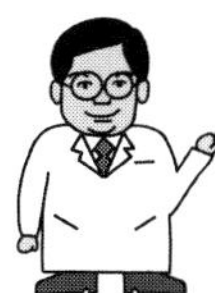

三電子対生成とは、しきい以上のエネルギーを持つ光子が物質に入射したとき、軌道電子を反跳させ、電子対生成を起こす現象だよ。軌道電子を反跳させるので、電子対生成のしきいエネルギーより大きなエネルギーが必要だよ。

【問題 21】 光子と物質の相互作用で正しいのはどれか。

1. 電子対生成のしきいエネルギーは 1.022 MeV である。
2. 電子対生成で生じる電子と陽電子の運動エネルギーは等しい。
3. 三電子生成のしきいエネルギーは 1.533 MeV である。
4. 三電子生成では 1 個の電子と 2 個の陽電子が生成される。
5. 三電子生成は原子核のクーロン場との相互作用によって起きる。

【解説 21】

1. 電子対生成のしきいエネルギーは 1.022 MeV である。 → ○
2. 電子対生成で生じる電子と陽電子の運動エネルギーは等しい。 → ×
3. 三電子生成のしきいエネルギーは 1.533 MeV である。 → ×
4. 三電子生成では 1 個の電子と 2 個の陽電子が生成される。 → ×
5. 三電子生成は原子核のクーロン場との相互作用によって起きる。 → ×

e. 光核反応

光核反応とはなぁ〜に？

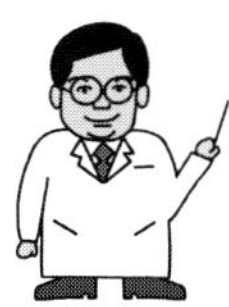

高エネルギーの光子（γ線）によって生じる原子核反応のことだよ。γ線が原子核に当たると、ある確率で吸収され、原子核を励起するよ。そのエネルギーが原子核内の核子の結合エネルギーを超えると、核子は核外へ飛び出すことができ、核変換を起こすのだよ。(γ, p), (γ, n), (γ, d), (γ, α), (γ, fission) などの反応が起こるよ。

f. 断面積

断面積とはなぁ〜に？

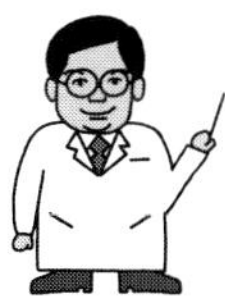

断面積 σ とは間接電離放射線の相互作用が起こる場合に考えられているよ。
次の関係式で表されるよ。

1. 放射線物理学
2. 原子と原子核
3. 放射線の発生
4. 物質との相互作用
5. 超音波
6. 核磁気共鳴
7. 練習問題

$$断面積 = \frac{相互作用の確率}{粒子の単位フルエンス}$$

単位はバーン（b）で、$1b = 10^{-28}m^2$ だよ。

g. X 線ビームの減弱

X 線ビームの減弱とはなぁ〜に？

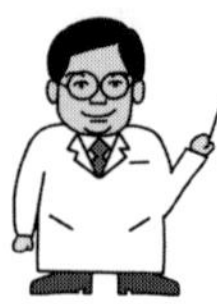

次の通りだよ。

・光子数（dN）の減弱は入射光子数と吸収体の厚さ（dx）に比例し、次式で表すことができる。

$$dN \propto Ndx$$

$$dN \propto -\mu Ndx$$

ここで、μ は減弱係数である。－（マイナス）記号は吸収体の増加とともに光子数が減弱するという意味である。

・強度は次式で表される。

$$dI \propto -\mu Idx$$

$$\frac{dI}{I} = -\mu dx$$

$$\mathrm{I(x)} = I_0 e^{-\mu x}$$

ここで、x は吸収体の厚さであり、μ は線減弱係数である。例えば、厚さが cm 単位であれば、μ は 1/cm または cm^{-1} の単位になる。

・半減期と半価層（HVL）の関係は最初のビーム強度が最初の値の半分に減弱する吸収体の厚さとして定義される。

$$\mathrm{HVL} = \frac{In\,2}{\mu} \approx \frac{0.693}{\mu}$$

・X 線ビームは加速装置で発生するので、光子エネルギーのスペクトル成分はさまざまである。

・ビームは指数関数的に減弱しない。片対数用紙に図示しても直線にはなることはない。

・第一半価層 L は入射ビーム強度が 50%に減少する物質の厚さである。

・第二半価層はビームが第一半価層を通過した後、ビーム強度が 50%に減少する厚さである。

・一般的に、単一スペクトルでないビームの第一半価層は第二半価層よりも小さい。

・フィルタの厚さが増加するにつれて、ビームの平均エネルギーはますます高くなる。

・X 線ビームを濾過するほど、ビームの透過力または半価層は大きくなる。

吸収体を通過する細い光子ビームの測定および Al の吸収体を通過する X 線ビームの減弱曲線を図に示す。

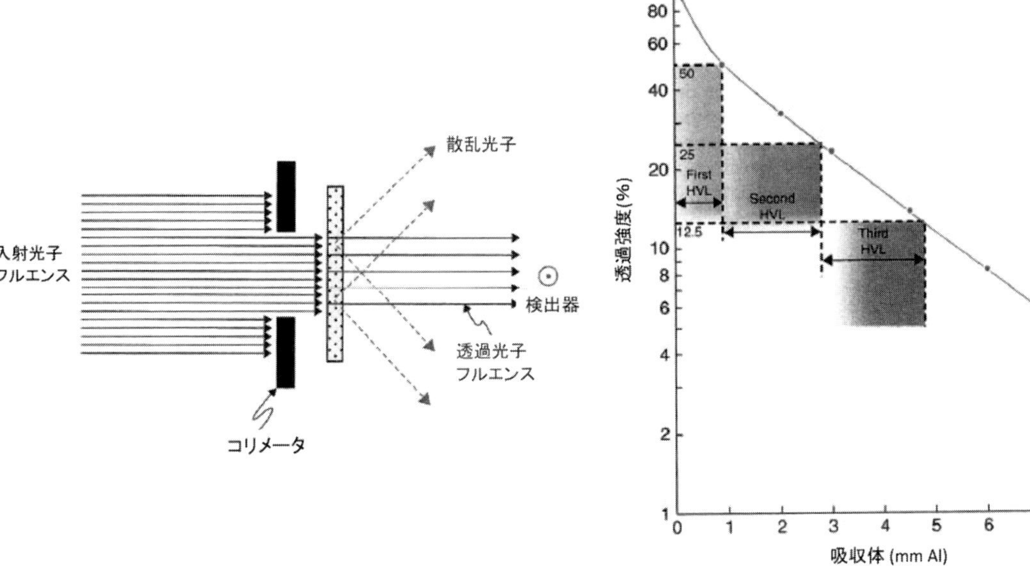

【問題 22】 X 線の線質で誤っているのはどれか。

1. 半価層は散乱線が測定器に入射しない条件で測定する。
2. 単色 X 線では第 1 半価層と第 2 半価とは同じである。
3. 実効エネルギー（keV）と実効電圧（kV）との値は同じである。
4. 濾過によって平均エネルギーが小さくなることを硬くなるという。
5. 管電圧は波形によって変わる。

【解説 22】

1. 半価層は散乱線が測定器に入射しない条件で測定する。 → ○ 正しい
2. 単色 X 線では第 1 半価層と第 2 半価とは同じである。 → ○ 正しい
3. 実効エネルギー（keV）と実効電圧（kV）との値は同じである。 → ○ 正しい
4. 濾過によって平均エネルギーが小さくなることを硬くなるという。 → × 平均エネルギーが高くなること
5. 管電圧は波形によって変わる。 → ○ 正しい

B. 電子

a. 弾性散乱

弾性散乱とはなぁ～に？

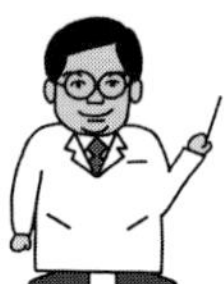

弾性散乱とはエネルギーを失わずに、進行方向のみを変える電子の散乱のことだよ。弾性衝突では、電子はその質量が陽子の約 1,800 分の 1 のためにエネルギーを失わずに方向だけを変化させるのだよ。
散乱とは、物質に照射した波または粒子が物質の影響を受けて各方向に散らばり広がる現象のことだよ。

b. 非弾性散乱

非弾性散乱とはなぁ～に？

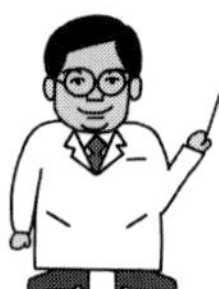

電子は比較的質量が小さいため、電子は多重散乱を起こし、運動の方向を変化するよ。電子線は方向をジグザグ変化させる。非弾性散乱とは、入射した電子は物質中で原子内の電子と衝突を繰り返してエネルギーを失うことだよ。物質との衝突の前後で、衝突前後で粒子が励起し運動エネルギーの一部を失い、数や種類が変わるよ。

電子線と物質の相互作用

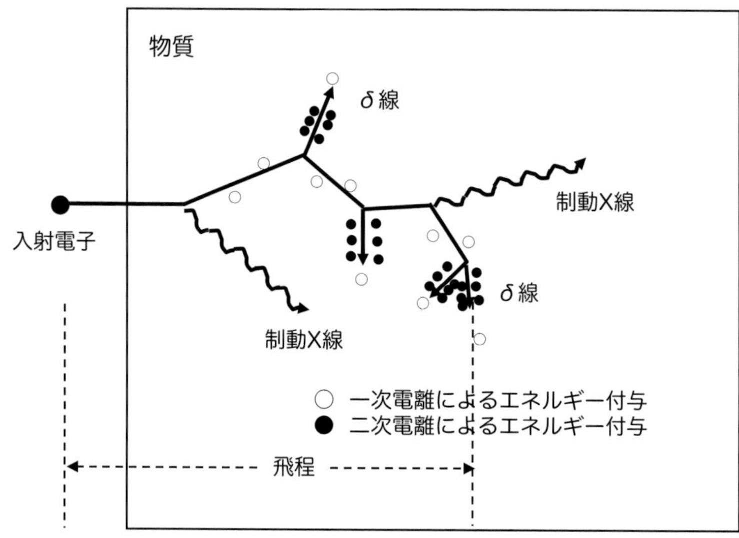

c. 制動放射

制動放射とはなぁ～に？

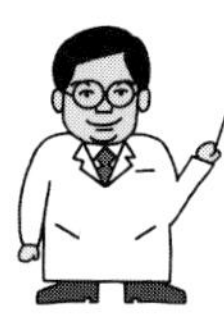

電子は物質との相互作用で、原子核のクーロン力の影響を受けて通過するときに電磁波を放射するよ。このときに放射される放射線が制動放射線だよ。

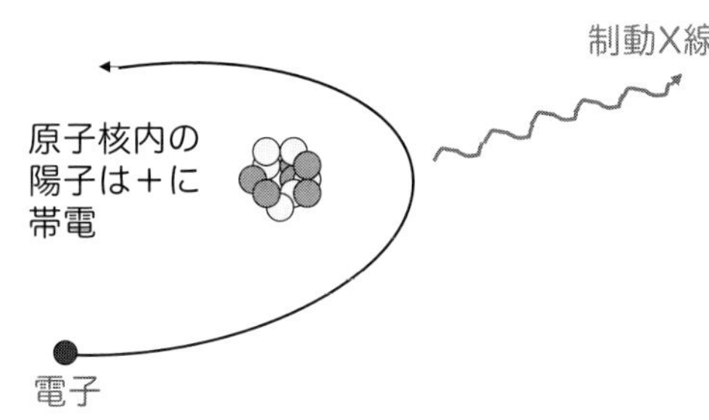

【問題 23】 制動放射線で正しいのはどれか。2 つ選べ。

1. 発生強度は管電流に比例する。
2. 最短波長は管電圧に比例する。
3. 最大振動数は管電流に比例する。
4. 最大エネルギーは管電流に比例する。
5. 発生効率はターゲットの原子番号に比例する。

【解説 23】

1. 発生強度は管電流に比例する。 → ○
2. 最短波長は管電圧に比例する。 → ×
3. 最大振動数は管電流に比例する。 → ×
4. 最大エネルギーは管電流に比例する。 → ×
5. 発生効率はターゲットの原子番号に比例する。 → ○

d. 電子対消滅

電子対消滅とはなぁ～に？

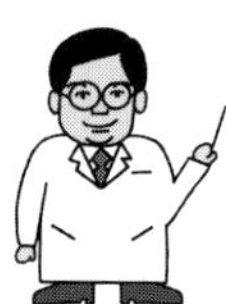

陽電子が物質中でその運動エネルギーを失って、物質内の電子と結合し、2 個または 3 個の γ 線を放出して消滅する現象だよ。電子と陽電子それぞれの静止エネルギーと運動エネルギーの和に等しいエネルギーを持つ光子が放出されるよ。

e. 阻止能

阻止能とはなぁ〜に？

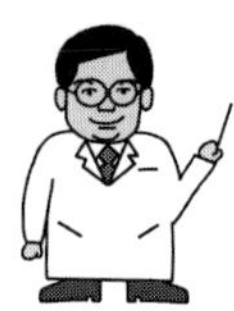

次のようだよ。

・阻止能は、阻止能は物質の単位行路長あたり電子線によって失われるエネルギーである。

・荷電粒子では、物質の全質量阻止能（S/ρ）$_{tot}$ は dE の ρdl の商として定義されている。

$$(S/\rho)_{tot} = \mathrm{d}E/\rho\,\mathrm{d}l$$

ここで、dE は密度 ρ の物質の行路長 dl を通過する粒子で失われる全エネルギーである。

$$(S/\rho)_{tot} = (S/\rho)_{col} + (S/\rho)_{rad}$$

ここで、（S/ρ）$_{col}$ と（S/ρ）$_{rad}$ は衝突損失と放射損失である。

・ブラッググレイ理論に阻止能が用いられるため、物質中の電子線スペクトルの平均阻止能を求めることは必要である。

・制限付質量阻止能は次式で定義される。

$$\bar{L}\Big/\rho = \frac{\int_{\Delta}^{E_0} \Phi(E) \cdot L/\rho(E) dE}{\int_{\Delta}^{E_0} \Phi(e) dE}$$

ここで、Φ（E）はエネルギーにおける電子線フルエンス分布、L/ρ はカットオフエネルギー Δ を持つ制限付質量衝突阻止能である。

・一次電子線は二次電子線または Δ 線と同様に電離する。Δ よりも小さいエネルギーの二次電子線がエネルギーを失うと考える。したがって、電子フルエンスによる空洞内に沈積にされたエネルギーを求めるために積分すれば、エネルギーの下限値は 0 以上の Δ でなければならない。電離箱線量計では、それはちょうど空洞を通過できる電子エネルギーである。電離箱空洞の Δ 値は 10 ～ 20 keV である。

・ブラッググレイ理論のスペンサー・アティクスの式は、次式で表される。

$$D_m = J_g \cdot \frac{\bar{W}}{e} \cdot \left(\frac{\bar{L}}{\rho}\right)_g^{med}$$

ここで、$\left(\frac{\bar{L}}{\rho}\right)$ は電子の制限付平均制限質量阻止能比である。

f. 飛程

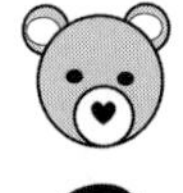

飛程とはなぁ〜に？

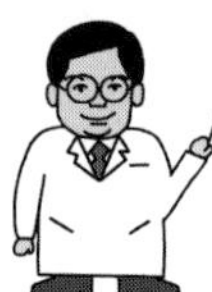

1 荷電粒子が止まるまでに進む距離のことだよ。はじめのエネルギー T の粒子が完全にエネルギーを失うまでの間、連続的に減速すると近似されているよ。

これを連続減速近似というよ。単位は gcm^{-2} だよ。
原子番号の大きい物質に対する電子衝突阻止能は水のそれよりも小さいよ。
原子番号の小さい物質中の電子飛程は次式で表されるよ。

0.01≤T≤2.5 MeV の場合

$$R = 0.412T^{1.27-0.09541T}$$

T>2.5 MeV の場合（高エネルギー電子線の場合）
物質の吸収曲線から実用飛程 Rp を測定し、次式から求める。

$$R_p = 0.52T - 0.3$$

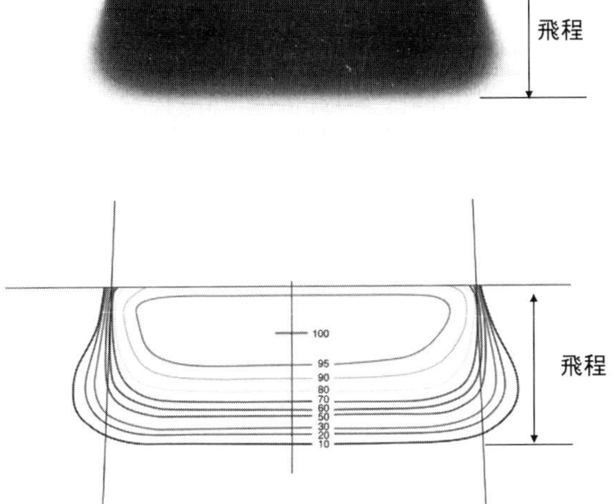

【問題 24】 電子と物質の相互作用で正しいのはどれか。

1. 陽電子の飛程は電子より大きい。
2. 物質中の電子の衝突阻止能単が電子の質量に比例する。
3. 電子と陽電子の対消滅により消滅放射線が放出される。
4. 物質中の電子の衝突阻止能は物質の原子番号に反比例する。
5. 電子のエネルギーが高いほど制動放射によるエネルギー損失の割合は小さい。

【解説 24】

1. 陽電子の飛程は電子より大きい。 → ×
2. 物質中の電子の衝突阻止能単が電子の質量に比例する。 → ×
3. 電子と陽電子の対消滅により消滅放射線が放出される。 → ○
4. 物質中の電子の衝突阻止能は物質の原子番号に反比例する。 → ×
5. 電子のエネルギーが高いほど制動放射によるエネルギー損失の割合は小さい。 → ×

C. 重荷電粒子

a. 弾性散乱

弾性散乱とはなぁ〜に？

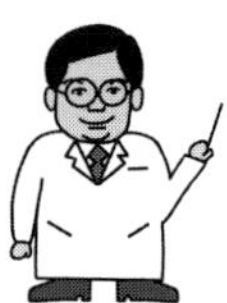

重荷電粒子の物質との相互作用は電子と同じと考えてよいよ。単独の粒子同士の機械的な衝突が弾性散乱だよ。

b. 非弾性散乱

非弾性散乱とはなぁ〜に？

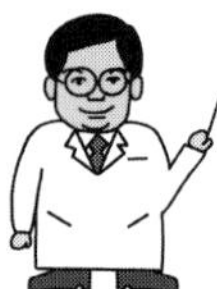

重荷電粒子の物質との相互作用は電子と同じだよ。非弾性散乱とは、入射した重荷電粒子が物質中で原子内の電子と衝突を繰り返してエネルギーを失うことだよ。荷電粒子の場合、電子とは異なり散乱で方向が変わることはなく、物質中を直線的に進むよ。また、質量が電子よりも非常に重いので、制動放射で失うエネルギーも無視することができるよ。

c. 核反応

核反応とはなぁ〜に？

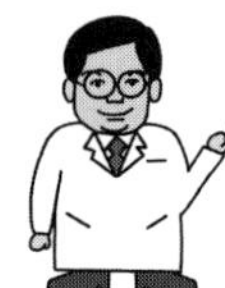

原子核相互または原子核と中性子や陽子などの素粒子との衝突によって生ずる現象のことだよ。

《(α, p) 反応》

・最初の原子核反応は、ラザフォードが 1919 年に放射線源からのα粒子を窒素ガスに衝突させたる実験で観察した。ラザフォードの最初の核変換反応は次式で示される。

$$^{14}_{7}N + {}^{4}_{2}He \rightarrow {}^{17}_{8}O + {}^{1}_{1}H + Q$$

ここで、Q は核反応で吸収または放出されるエネルギーである Q がプラスであれば、反応は“発熱反応”、Q がマイナスであれば、反応は“吸熱反応”と呼ばれる。

・(α, p) 反応は次式で表される。

$$^{A}_{Z}X + {}^{4}_{2}He \rightarrow {}^{A+3}_{Z+1}Y + {}^{1}_{1}H + Q$$

《(α, n) 反応》

・原子核にα粒子を衝突させて中性子を放出させる照射は、(α, n) 反応と呼ばれる。反

応例に ^{9}Be（α, n）^{2}C がある。この場合、α粒子はベリリウムの原子核衝突し中性子を放出する。

・この反応は小さな中性子線源を製造するために用いられる。

《陽子衝突》

・通常、陽子反応は、γ線の放出を伴う原子核で捕獲される陽子からなる。

・反応は（p, γ）として知られている。例えば、次のような反応がある。
^{7}Li（p, γ）^{8}Be および ^{12}C（p, γ）^{13}N

・陽子照射で製造される他の反応の種類には、(p, n)、(p, d) および（p, α）がある。d は重陽子（$^{2}_{1}H$）である。

《重陽子衝突》

・重陽子は陽子と中性子が結合したものである。

・重陽子衝突には次の 2 種類の反応がある。

$$^{A}_{Z}X(d,n)^{A+1}_{Z+1}Y$$
$$^{A}_{Z}X(d,p)^{A+1}{}_{Z}X$$

・高エネルギー放射線源が用いられる重要な反応は重陽子によるベリリウム照射によって生じる。この反応は次式で表される。

$$^{1}_{1}H + \ ^{9}_{4}Be \rightarrow \ ^{10}_{5}B + \ ^{1}_{0}n$$

この過程は、剥離として知られている。陽子は重陽子から剥がされ、中性子が高速で飛び続ける。

《中性子衝突》

・中性子は電荷がないため原子核を効果的に通過し、原子核反応を起こす。

・中性子は原子核を通過するので、運動エネルギーが高くなることはない。

・実際、低速中性子や熱中性子は、原子核変換を起こすために非常に役立つ。

・低速中性子捕獲の（n, α）反応は次式で示される。

$$^{10}_{5}B + \ ^{1}_{0}n \rightarrow \ ^{7}_{3}Li + \ ^{4}_{2}He$$

・実際問題として熱中性子測定用電離箱線量計（後述）は、BF_3 のようにホウ素ガスで満たされている。

・ホウ素と（n, α）反応で放出されるα粒子は線量計で測定可能な電離を行う。

・中性子捕獲は（n, γ）反応であり、次式で表される。

$$^{1}_{1}H + + ^{1}_{0}n \rightarrow \ ^{2}_{1}H + \gamma$$

・捕獲γ線のエネルギーは最初の粒子と生成粒子の質量の差で求められる。

・(n, γ）反応はβ粒子を放出して放射性物質を製造し、次式で表される。

$$^{59}_{27}Co + \ ^{1}_{0}n \rightarrow \ ^{60}_{27}Co + \gamma$$
$$^{60}_{27}Co \rightarrow \ ^{60}_{28}Ni + \ ^{0}_{-1}\beta + \gamma_{\ 7} + \gamma_2$$
$$^{197}_{79}Au + \ ^{1}_{0}n \rightarrow \ ^{198}_{79}Au + \gamma$$
$$^{198}_{79}Au \rightarrow \ ^{198}_{80}Hg + \ ^{0}_{-1}\beta$$

・(n, α) 反応は β 線を放射し、次式で表される。

$$^{14}_{7}N + ^{1}_{0}n \rightarrow ^{14}_{6}C + ^{1}_{1}H$$

$$^{14}_{6}C \rightarrow ^{14}_{7}N + ^{0}_{-1}\beta$$

・(n, p) 反応の速中性子の例は次の ^{32}P の生成の場合である。

$$^{32}_{16}S + ^{1}_{0}n \rightarrow ^{32}_{15}S + ^{1}_{1}H$$

$$^{32}_{15}S \rightarrow ^{32}_{16}S + ^{0}_{-1}\beta$$

d. 核分裂

核分裂とはなぁ〜に？

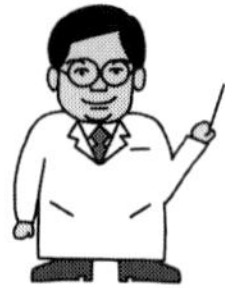

次の通りだよ。

・核分裂反応は高原子番号の原子核に中性子を照射することで起こる。

・中性子を吸収した後の原子核は過剰中性子と同様に低原子番号の原子核を分裂させる。低速中性子を持つ ^{235}U の核分裂を示す。

$$^{235}_{92}U + ^{1}_{0}n \rightarrow ^{236}_{92}U \rightarrow ^{141}_{56}Ba + ^{92}_{36}Kr + 3^{1}_{0}n + Q$$

・熱中性子（低速中性子の平均エネルギーが〜 0.025 eV）は核分裂反応に有効である。破片と呼ばれる核分裂の生成核種は A と Z の組み合わせである。核分裂収率は A が 90 と 140 付近で最大になる。

・放出エネルギー Q は通常の方法で一次入射粒子と最終粒子の質量差で計算でき、平均して 200 MeV 以上になる。γ 線と同様に、生成粒子に運動エネルギー過剰中性子は $^{235}_{92}U$ 原子核と相互作用を行い、連鎖反応を引き起こす。中性子は、連鎖反応を誘発するために減速材と呼ばれる低原子番号物質（例えば、グラファイト、水、重水）に衝突させて熱中性子に減速する必要がある。

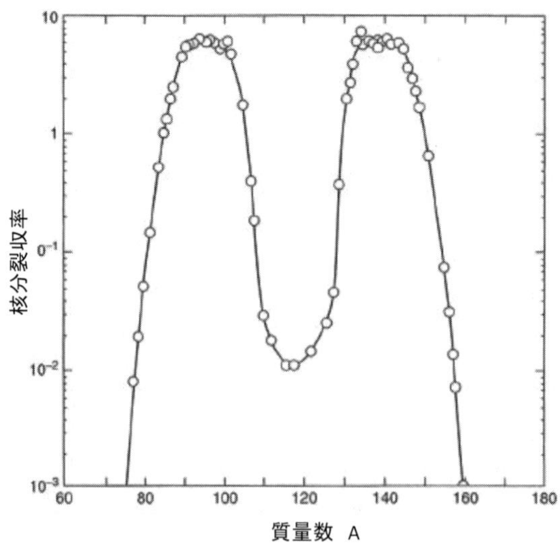

e. 融合

融合とはなぁ〜に？

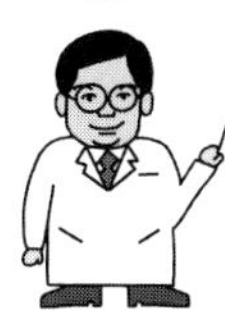

次の通りだよ。

- 原子核融合は核分裂の逆の場合と考えられている。小さい質量の原子核が一つの原子核を作るために結合する。代表的な反応は次式の通りである。

$$^{2}_{1}H + ^{3}_{1}H \rightarrow ^{4}_{2}He + ^{1}_{0}n + Q$$

- 生成粒子の全質量は原子核反応の全質量よりも小さいため、その過程でエネルギーが放出される。
- 融合反応を起こすためには、原子核は反発するクーロン力を打ち破るように接近する必要があり、短距離核力は核融合反応を起こす。核分列反応は核融合のスタータとして用いられている。

f. 核種の放射化

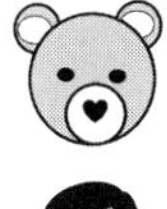

放射化とはなぁ〜に？

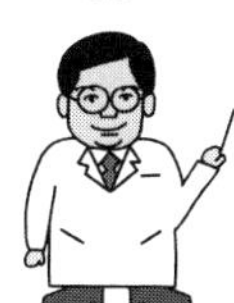

次の通りだよ。

- 元素は様々な原子核反応によって放射化される。
- 原子核反応の収率は、原子核反応の発生確率、ターゲットの原子核数、原子核反応の発生確率、照射粒子数のようなパラメータに関係している。原子核断面積はバーン単位（1 バーン = 10^{-24}cm^2）で示される。
- 原子核反応の断面積は照射粒子数とエネルギーのようにターゲット材質に依存する。放射化生成物の側面は重要である。
- 放射化が起きたとき、放射化の比率は崩壊の割合と等しい。
- 低速（熱）中性子は放射化核種に非常に役立つ。
- 高レベルの低速中性子束（10^{10} 〜 10^{14} 中性子 /cm^2/d）は、中性子が核分裂で発生する原子炉で利用できる。

g. 原子炉

原子炉とはなぁ〜に？

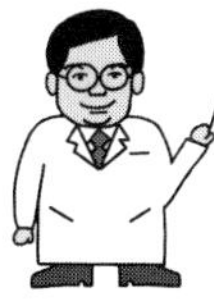

次の通りだよ。

- 原子炉では、連鎖反応で核分裂を行い、いくつかの核分裂中性子はさらに分裂を行うため用いられる。

・原子核の燃料にトリウムとプルトニウムがある。
・核燃料は ^{235}U である。
・核分裂で放出される中性子は速中性子であるため速中性子は低原子番号物質の原子核との衝突で熱エネルギー（0.025 eV）まで減速しなければならない。これらの物質は減速材とよばれる。
・代表的な減速材はグラファイト、ベリリウム、水および重水（重水素）である。
・原子炉は連続して豊富な中性子を供給することができるので、核医学分野、工業分野、研究分野で用いられる放射性同位元素の製造に非常に役立つ。

h. 阻止能

阻止能とはなぁ〜に？

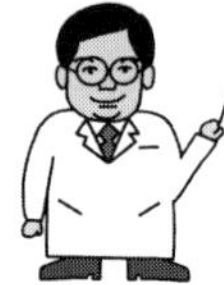

次の通りだよ。
・重荷電粒子は、クーロン力によって原子核反応を起こして放射性核種を生成する。例えば、組織を通る陽子線ビームは陽電子を放出して短半減期の ^{11}C、^{13}N および ^{15}O を生じる。
・阻止能（S）は粒子の単位行路あたりの運動エネルギーの損失（dE/dx）である。S/ρ は質量阻止能と呼ばれる。ここで、ρ は媒質の密度であり、質量阻止能は MeV cm^2/g で表される。

i. 飛程

飛程とはなぁ〜に？

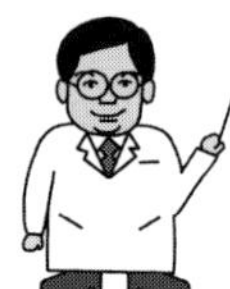

次の通りだよ。
・荷電粒子の相互作用の電離で起きる単位行路長または阻止能あたりに失われるエネルギーの割合は、荷電粒子の自乗に比例し、速度の自乗に逆比例する。
・粒子は減速するので荷電粒子のエネルギー損失の割合は、増加し媒質に電離量または吸収線量をもたらす。
・水中に吸収される線量は最初に、深さとともに非常にゆっくりと増加し、そして飛程が止まる前に飛程端の近傍で非常に鋭くなる。この粒子の飛程端近傍での線量のピークはブラッグピークと呼ばれる。
・ブラッグピーク効果と散乱が最小限になるため、陽子と重荷電ビームは放射線治療の長所—標的体積に線量を集中させ正常組織の線量を最小限にすることが可能である。

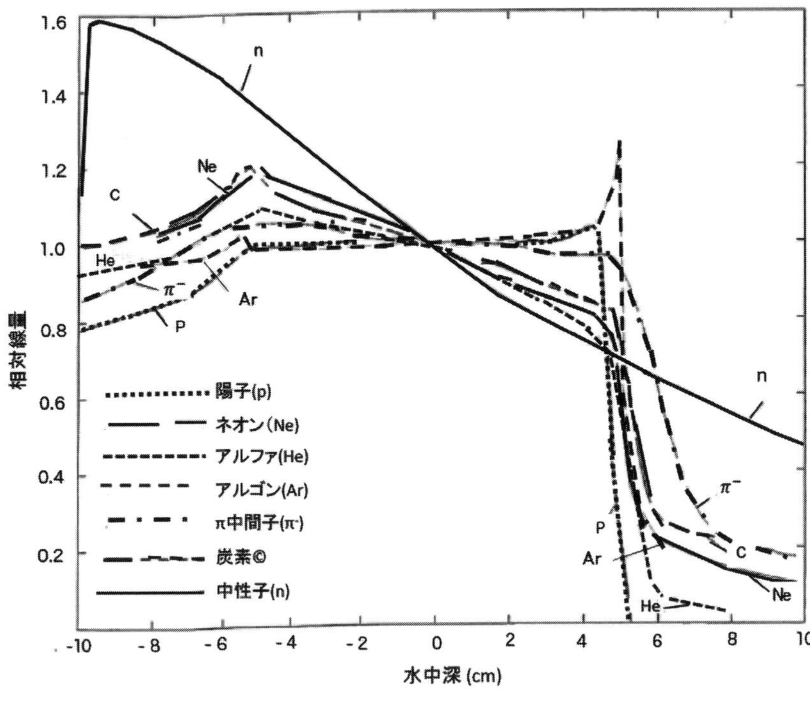

【問題 25】 重荷電粒子と物質の相互作用で正しいのはどれか。

1. α 線は β 線より比電離が小さい。
2. 衝突阻止能は速度の 2 乗に比例する。
3. 衝突阻止能より放射阻止能が大きい。
4. 空気中での比電離は飛程中一定である。
5. 速度が光速を超えるとチェレンコフ光を発する。

【解説 25】

1. α 線は β 線より比電離が小さい。 → ×
2. 衝突阻止能は速度の 2 乗に比例する。 → ×
3. 衝突阻止能より放射阻止能が大きい。 → ×
4. 空気中での比電離は飛程中一定である。 → ×
5. 速度が光速を超えるとチェレンコフ光を発する。 → ○

D. 中性子

a. 分類

中性子の分類はどうしているの？

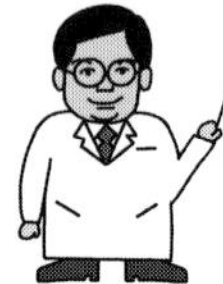

次の通りだよ。

分類	エネルギー
冷中性子	＜ 0.026 eV
熱中性子	0.001 ＜ E ＜ 0.01 eV
熱外中性子	0.1 ＜ E ＜ 10^2eV
低速中性子	0.1 ＜ E ＜ 10^3 eV
速中性子	1 ＜ E ＜ 500 keV
高速中性子	0.5 ＜ E ＜ 20 MeV
超高速中性子	20 MeV ＜ E

b. 弾性散乱

弾性散乱とはなぁ〜に？

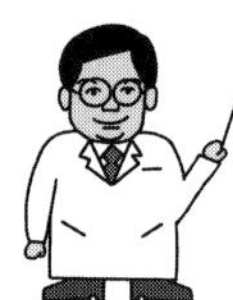

中性子の弾性散乱は、中性子が原子核と衝突し、散乱される現象だよ。
詳細は次の通りだよ。

- 衝突前後で中性子と原子核の運動エネルギーの総和は保存される。
- 弾性散乱では、中性子の進行方向とエネルギーが変化する。散乱後のエネルギーは低下する。
- 質量が小さい原子核と中性子が散乱した場合、中性子は大きくエネルギーを失い、減速する。
- 質量が大きい原子核と中性子が散乱した場合、中性子はエネルギーをほとんど失わず、減速しない。
- 弾性散乱では、原子核の質量数と原子番号は変化しない。

c. 非弾性散乱

非弾性散乱とはなぁ〜に？

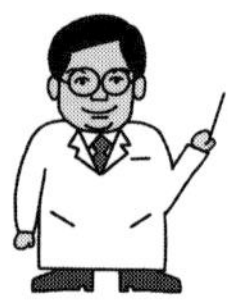

- 中性子が原子核に一度吸収された後、中性子は原子核から放出されることがある。この反応が非弾性散乱である。
- この反応では、原子核のエネルギー状態は高く、エネルギーは保存されない。

d. 捕獲

中性子の捕獲とはなぁ～に？

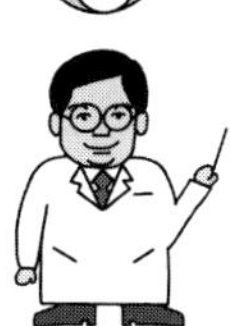

捕獲とは、中性子が原子核に捕獲吸収されて、γ線を放出する核反応（n，γ）のことだよ。

・中性子を捕獲した原子は質量数が1だけ増し、原子番号は変わらない。

・中性子捕獲によって一般に原子核は放射性を与えられることになる。

e. 減弱

中性子はどのようにして減弱するの？

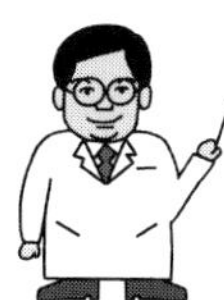

中性子と物質の相互作用をもう一度言うよ。

・電荷を持たない。

・クーロン力は働かない。

・物質中とは相互作用を起こさずに通過する。

・吸収物質は原子核である。

・低速中性子と高速中性子では捕獲の相互作用が異なる。

中性子を減弱させる方法は、散乱を通じてエネルギーを減少させ、熱中性子を得て、中性子を減速させる。減速させる物質を減速材という。

1回の散乱で中性子が失う平均エネルギーは原子番号の小さい原子核と衝突する場合に大きい。

減速材には重水や炭素、水素などが用いられる。

【問題26】 中性子で正しいのはどれか。2つ選べ。

1. 直接電離放射線である。
2. 自由な中性子はβ^-壊変する。
3. ^{252}Cfの自発核分裂で放出される。
4. 原子核のクーロン場で散乱する。
5. 熱中性子の最頻エネルギーは約2.5 eVである。

【解説26】

1. 直接電離放射線である。 → ×
2. 自由な中性子はβ^-壊変する。 → ○
3. ^{252}Cfの自発核分裂で放出される。 → ○
4. 原子核のクーロン場で散乱する。 → ×
5. 熱中性子の最頻エネルギーは約2.5 eVである。 → ×

5. 超音波

A. 超音波

a. 音速

音速とはなぁ～に？

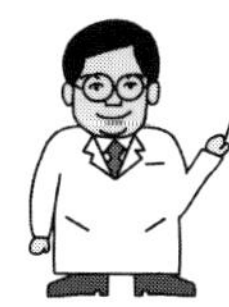

音波は空気のような媒質の振動方向と同じ方向に伝わる疎密波の縦波であるよ。音波は媒質が存在しない真空中では伝搬しないよ。
次のような性質があるよ。

・波の振動数と波長の積は速度である。

$$f \times \lambda = \upsilon$$

・音波の振動数が大きいほど音は高く、小さいほど低い。
・ラプラスの式は次式で表される。

$$\upsilon = \sqrt{\frac{k}{\rho}} = \sqrt{\frac{rp}{\rho}}$$

ここで、υ は速度、k は体積弾性率、ρ は密度、p は圧力、r は定圧比熱と定積比熱の比である。

・音速は圧力に無関係である。
・温度 t の違いによる音速 v は次式で表される。

$$v = 331.5 + 0.61\,t \quad (m/s)$$

媒質	温度（t）	音速（m/s）
水	23 ～ 27	1,500
海水	20	1,513
金	常温	2,030
銅	常温	3,750
鉄	常温	5.120
大理石	常温	3,810
ガラス	常温	3,000 ～ 6,000
乾燥空気	0	331.5
水蒸気	100	404.8
水素	0	1,270

【問題 27】 超音波の性質で正しいのはどれか。

1. 生体内を主に縦波で伝播する。
2. 水中での音速は 1,000 ms^{-1} である。
3. 周波数が高くなるほど回析が顕著になる。
4. 音響インピーダンスは媒質の密度に反比例する。
5. 周波数が高くなるほど媒質中での減衰は小さくなる。

【解説 27】

1. 生体内を主に縦波で伝播する。 → ×
2. 水中での音速は 1,000 ms^{-1} である。 → ×
3. 周波数が高くなるほど回析が顕著になる。 → ○
4. 音響インピーダンスは媒質の密度に反比例する。 → ×
5. 周波数が高くなるほど媒質中での減衰は小さくなる。 → ×

b. 減衰と反射

音波の性質はなぁ〜に？

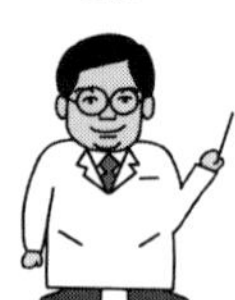

音波は、光と同様に、減衰、反射、屈折、干渉、回析があるよ。
音波の減衰は媒質によって吸収、散乱、屈折され一様ではないよ。

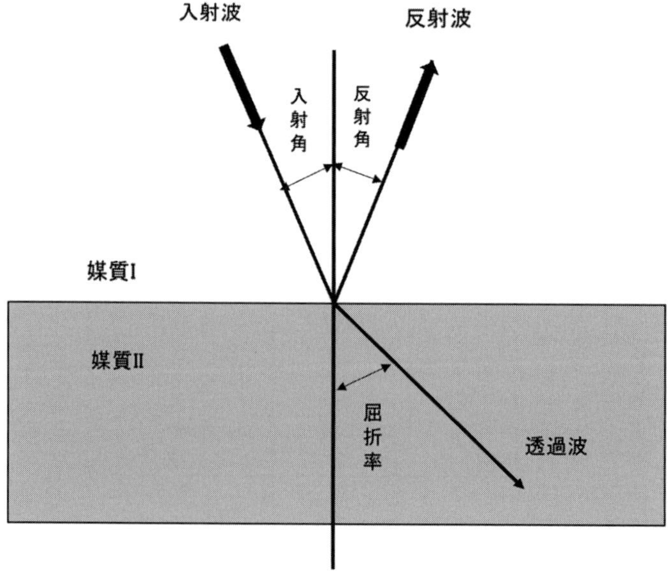

【問題 28】 超音波の性質で誤っているのはどれか。

1. 干渉
2. 緩和
3. 屈折
4. 散乱
5. 反射

【解説 28】

1. 干渉 → ×
2. 緩和 → ○
3. 屈折 → ×
4. 散乱 → ×
5. 反射 → ×

c. 音響インピーダンス

音響インピーダンスとはなぁ〜に？

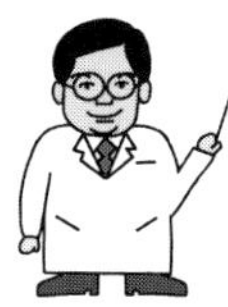

超音波の境界面での反射強度は、2 つの媒質の密度と速度の差に依存するよ。
これを音響インピーダンスと呼ぶよ。

音響インピーダンス（kg/m^2s）＝物質の密度×物質中の音速

生体の軟部組織と空気の骨などは音響インピーダンスが大きく異なるために、その境界では超音波は反射され、伝搬しないよ。
超音波は液体や軟部組織はよく伝わり、気体、石灰化した組織は伝わりにくいのだよ。
生体組織の音響特性を示すよ。

媒質	音響インピーダンス ($10^6 kgs^{-1}m^{-2}$)	水に対する反射率 (%)	減衰係数 ($dB \cdot cm^{-1} \cdot MHz^{-1}$)
水	1.53	0	0.0022
空気	4×10^{-3}	99.9	12
血液	1.61	0.06	0.18
脂肪	1.38	0.27	0.63
筋肉	1.70	0.28	1.2
腎臓	1.62	0.08	1.0
肝臓	1.65	0.14	0.94
頭蓋骨	7.80	46.0	20
黄銅	38.0	86	-

【問題 29】 超音波の伝搬速度に影響を与えるのはどれか。2 つ選べ。

1. 音圧
2. 波長
3. 周波数
4. 媒質の密度
5. 媒質の体積弾性率

【解説 29】

1. 音圧 → ×
2. 波長 → ×
3. 周波数 → ×
4. 媒質の密度 → ○
5. 媒質の体積弾性率 → ○

d. ドプラー効果

ドプラー効果とはなぁ～に？

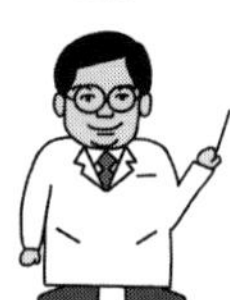

ドプラー効果は、観測者が受ける音の振動数が、音源から出ている振動数と異なって観測される現象だよ。
ドプラー効果は次式で表されるよ。

$$\frac{f'}{f} = \frac{\upsilon - v_0}{\upsilon - v_s}$$

ここで、音源の振動数および速度を f および v_s、観測者が観測する振動数および速度を f' および v_0 とする。

6. 核磁気共鳴

A. 核磁気共鳴

a. 共鳴周波数

共鳴周波数とはなぁ～に？

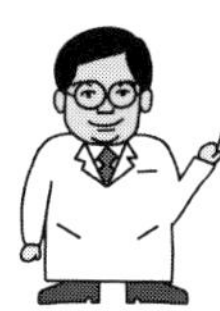

核子で構成される原子核は核スピン（核運動量と核子スピンのベクトルの和）を持っているよ。
陽子数あるいは中性子が奇数である元素は固有の磁気モーメントを持ち、外部静磁場による共鳴現象を起こすのだよ。
そのとき周波数のラジオ波を加えると、エネルギーは核によって共鳴吸収され、磁気モーメントの反転が起こるよ。この現象が核磁気共鳴だよ。
共鳴周波数は次式で表されるよ。

$$\upsilon_O = \frac{\omega_o}{2\pi} = \frac{r \cdot H_o}{2\pi}$$

ここで、υ_0 は共鳴回転数、H_0 は地場の大きさ、r は磁気回転比である。

b. 緩和時間

緩和時間とはなぁ～に？

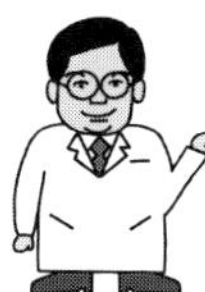

MRI 画像は画像再構成法を用いており、縦緩和時間 T_1 と横緩和時間 T_2 があるよ。
《縦緩和時間 T_1》
RF パレスにより変化した縦磁化が 63％まで回復するための時間（信号回復能力）のことである。成磁場が強くなると長くなる。T_2 値より長い。
《横緩和時間 T_2》
RF パレスにより位相が揃った状態から元の分散に戻る過程で 37％まで減衰する時間（信号保持能力）のことである。

【問題 30】 核磁気共鳴現象において、90° RF パルス印加後に 300 ms で縦磁化が 50% まで回復する組織の縦緩和時間（ms）はどれか。ただし $\log_e 2 = 0.693$ とする。

1. 111
2. 150
3. 189
4. 433
5. 600

【解説 30】

1. 111　→ ×
2. 150　→ ×
3. 189　→ ×
4. 433　→ ○
5. 600　→ ×

$M_z(t) = M_0 (1 - e^{-t/T_1})$

ここで、$M_z(t)$ は RF 印加後の T 時間経過したときの縦磁化成分、T_1 は縦緩和時間である。T = 300 ms、$M_z(t) = 0.5$、$M_0 = 1.0$ であるから、

$T_1 = \dfrac{300}{\log_e 2} =$ 433 ms

7. 練習問題

注）「練習問題」の解答欄の○×は、問題に対しての○×を記述しています。

Q001 同一管電圧で得られた 2 つの X 線エネルギースペクトルを図に示す。正しいのはどれか。

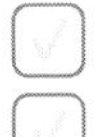

1. A と B は管電圧 40 kV のものである。
2. B はロジウム付加フィルタを使用したものである。
3. A はモリブデン付加フィルタを使用したものである。
4. A と B はタングステンターゲットを使用したものである。
5. A と B には K 殻への遷移による特性 X 線が認められる。

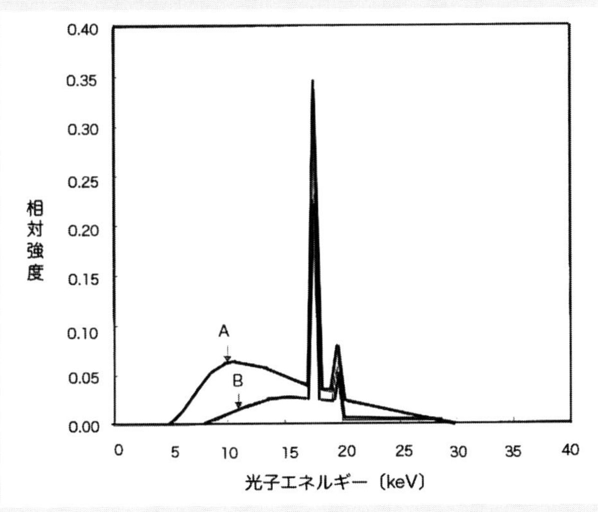

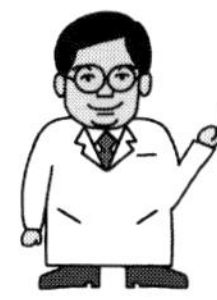

1. A と B は管電圧 40 kV のものである。　→ × 管電圧 30 kV である
2. B はロジウム付加フィルタを使用したものである。　→ × モリブデンフィルタを使用
3. A はモリブデン付加フィルタを使用したものである。　→ × 付加フィルタを使用しない
4. A と B はタングステンターゲットを使用したものである。　→ × モリブデンターゲット
5. A と B には K 殻への遷移による特性 X 線が認められる。　→ ○

解答　→ 5

1. 放射線物理学
2. 原子と原子核
3. 放射線の発生
4. 物質との相互作用
5. 超音波
6. 核磁気共鳴
7. 練習問題

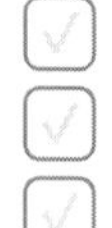

002　電子エネルギーに対する物質の質量阻放射阻止能と質量衝突阻止能の関係を図に示す。ある物質はどれか。

1. $_{13}$Al
2. $_{29}$Cu
3. $_{42}$Mo
4. $_{74}$W
5. $_{82}$Pb

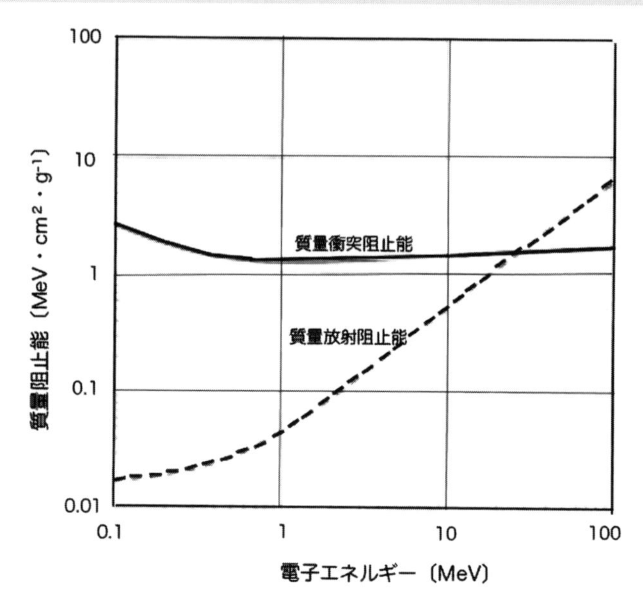

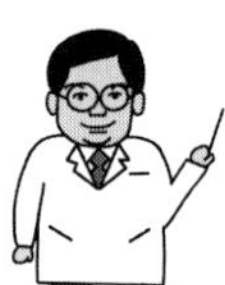

1. $_{13}$Al　→ ×
2. $_{29}$Cu　→ ○
3. $_{42}$Mo　→ ×
4. $_{74}$W　→ ×
5. $_{82}$Pb　→ ×

臨海エネルギーは約 30 MeV である。

$$\frac{\text{放射損失}}{\text{衝突損失}} = \frac{EZ}{820}$$

ここで、E は電子エネルギー、Z は物質の原子番号である。

$$\frac{EZ}{820} = 1$$

$$Z = 27.3$$

よって、近いのは $_{29}$Cu である。

解答　→ 2

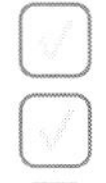

003 光子エネルギーに対する質量減弱係数を図に示す。0.45 MeV の細いビームが厚さ 10 cm の水を通過したときの一次透過率に最も近いのはどれか。ただし、e ＝ 2.7 とする。

1. 0.10
2. 0.37
3. 0.50
4. 0.60
5. 0.69

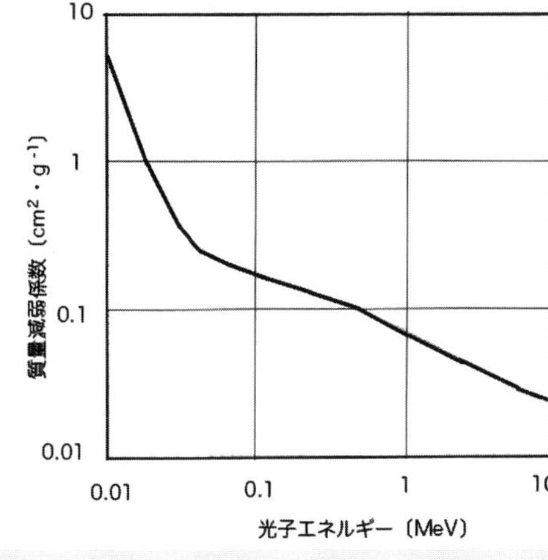

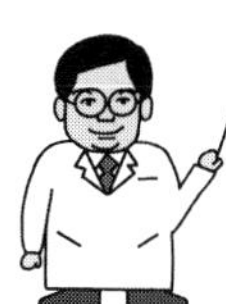

1. 0.10 → ×
2. 0.37 → ○
3. 0.50 → ×
4. 0.60 → ×
5. 0.69 → ×

光子エネルギー 0.45 MeV のときは 0.1（cm^{2}g^{-1}）である。
線減弱経緯数を求める。
線減弱係数＝質量減弱係数（cm^{2}g^{-1}）×水の密度'（gcm^{-3}）より
線減弱係数＝ 0.1 × 1.0 ＝ 0.1 cm^{-1}
$I/I_0 = e^{-\mu x} = e^{0.1 \times 10} = 0.27$

解答 → 2

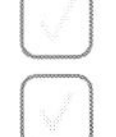

004 診断領域 X 線エネルギースペクトルを図に示す。正しいのはどれか。

1. A の電圧は 95 kV である。
2. A と B の管電流は同じである。
3. A と B のターゲットは異なる。
4. B にフィルタを付加すると A の形状に近づく。
5. A と B に L 殻への遷移による特性 X 線が認められる。

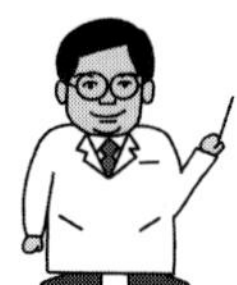

1. A の電圧は 95 kV である。 → ○ エネルギーの最大値は同じ
2. A と B の管電流は同じである。 → × 光子数が異なる
3. A と B のターゲットは異なる。 → × 同じ
4. B にフィルタを付加すると A の形状に近づく。 → ×
5. A と B に L 殻への遷移による特性 X 線が認められる。 → ×

解答 → 1

Q005 光子エネルギーに対する水の質量エネルギー吸収係数の変化を示す。水のエネルギー付与が最大となるエネルギー（MeV）はどれか。

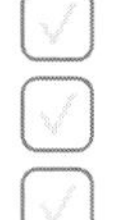

1. 0.01
2. 0.05
3. 0.1
4. 0.5
5. 1.0

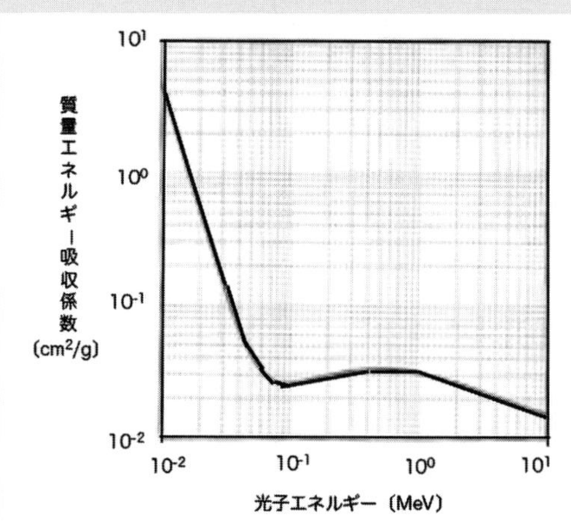

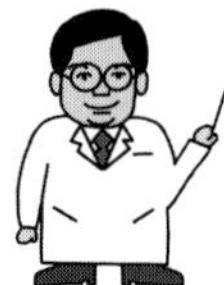

1. 0.01 → ○
2. 0.05 → ×
3. 0.1 → ×
4. 0.5 → ×
5. 1.0 → ×

質量エネルギー吸収係数は、値が大きいほど物質に付与されるエネルギーは大きい。

解答 → 1

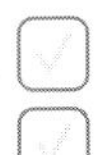006 空気の質量減弱係数および質量エネルギー吸収係数を図に示す。0.1 MeV 光子のエネルギーフルエンスが $2\times10^2\ Jm^{-2}h^{-1}$ である点の空気衝突カーマ率（Gyh^{-1}）はどれか。

1. 0.03
2. 0.05
3. 0.31
4. 0.47
5. 3.1

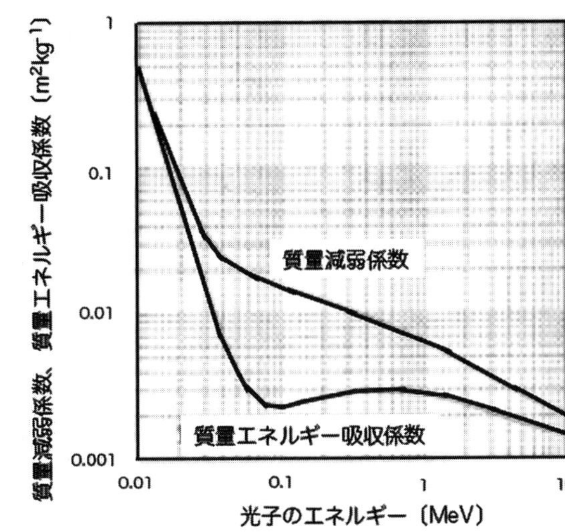

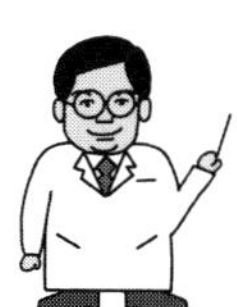

1. 0.03 → ×
2. 0.05 → ×
3. 0.31 → ×
4. 0.47 → ○
5. 3.1 → ×

0.1 MeV 光子の質量エネルギー吸収係数は図から $0.002\ m^2kg^{-1}$ であるから、
空気衝突カーマ率 = $0.002\ m^2kg^{-1}$（質量エネルギー吸収係数）× $2\times10^2\ Jm^{-2}h^{-1}$（エネルギーフルエンス）= $0.4\ JKg^{-1}h^{-1}$

解答 → 4

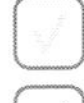007 アルミニウムの厚さに対する 1 MeV の光子の透過率の変化を図に示す。線減弱係数（cm^{-1}）はどれか。ただし、$\log_e 2 = 0.693$ とする。

1. 0.06
2. 0.17
3. 0.45
4. 4.1
5. 5.9

1. 0.06　→ ×
2. 0.17　→ ○
3. 0.45　→ ×
4. 4.1　→ ×
5. 5.9　→ ×

半価層は 4 cm である。

$$\mu = \frac{0.693}{d_{1/2}} = \frac{0.693}{4} = 0.17\ \mathrm{cm}^{-1}$$

解答　→ 2

Q008　図はタングステン陽極の X 線管が発生する X 線のエネルギースペクトルである。このときの管電圧はどれか。

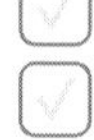

1. 40
2. 59
3. 66
4. 69
5. 120

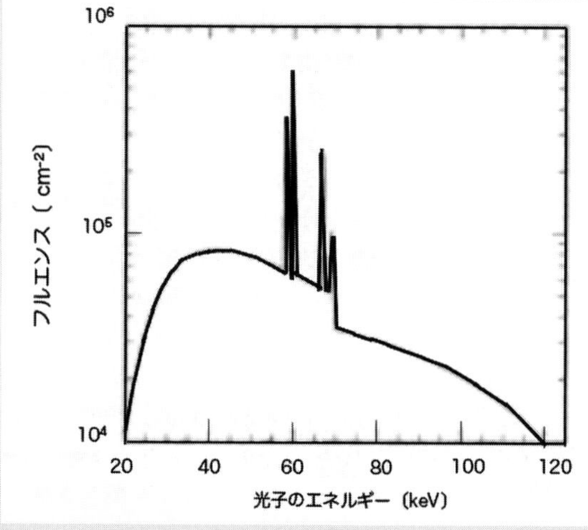

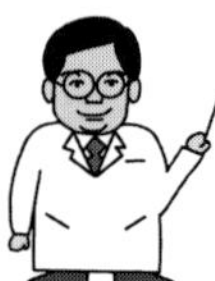

1. 40　→ ×
2. 59　→ ×
3. 66　→ ×
4. 69　→ ×
5. 120　→ ○

X 線の最大エネルギーは物質によらず一定である。したがって、このときの管電圧は 120 KV である。

解答　→ 5

Q009 図は電子線、陽子線、α線の運動エネルギーに対する水の質量阻止能の変化である。a～cの曲線と荷電粒子の組み合わせで正しいのはどれか。

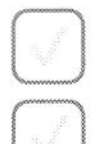

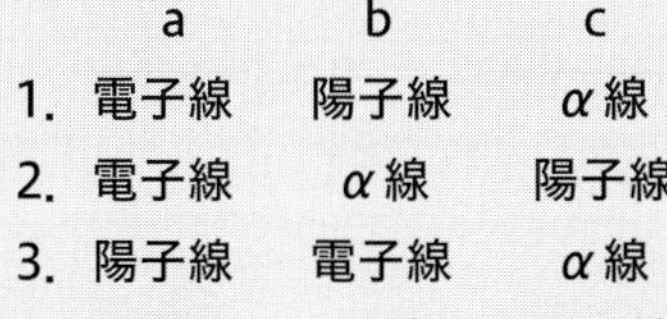

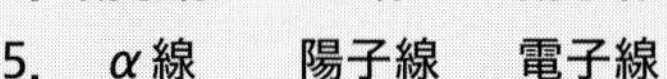

	a	b	c
1.	電子線	陽子線	α線
2.	電子線	α線	陽子線
3.	陽子線	電子線	α線
4.	陽子線	α線	陽子線
5.	α線	陽子線	電子線

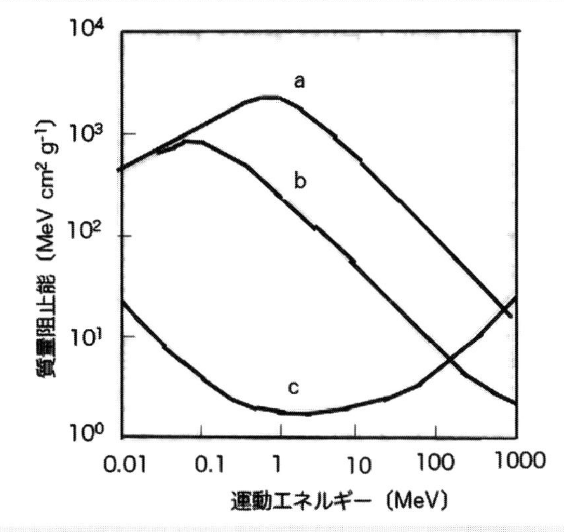

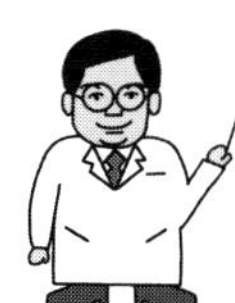

	a	b	c	
1.	電子線	陽子線	α線	→ ×
2.	電子線	α線	陽子線	→ ×
3.	陽子線	電子線	α線	→ ×
4.	陽子線	α線	陽子線	→ ×
5.	α線	陽子線	電子線	→ ○

電子線は質量素子能が低く、1 MeV あたりで最小である。
α線は低エネルギーで阻止能が大きくなる。
陽子線は X 線より阻止能が小さい。

解答　→ 5

Q010　壊変図が示す壊変はどれか。2つ選べ。

1. α
2. β^{-1}
3. β^{+1}
4. EC
5. γ

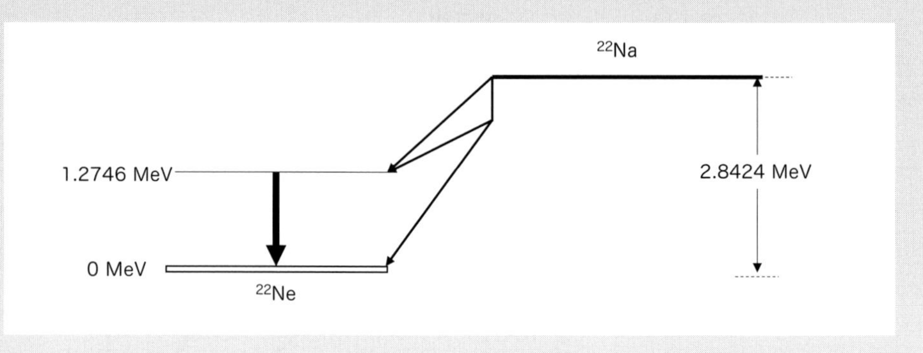

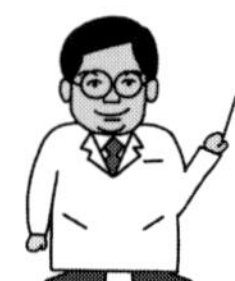

1. α → ×
2. β^{-1} → ×
3. β^{+1} → ○
4. EC → ○
5. γ → ×

解答　→3、4

Q011　光子の 0.8 倍に加速された電子の全エネルギー E と静止エネルギー E_0 との比 E/E_0 に最も近いのはどれか。

1. 0.20
2. 0.80
3. 1.00
4. 1.67
5. 3.34

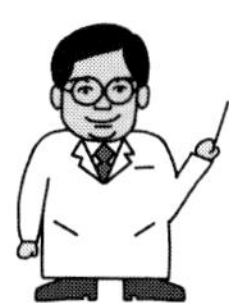

1. 0.20 → ×
2. 0.80 → ×
3. 1.00 → ×
4. 1.67 → ○
5. 3.34 → ×

相対論的質量より

$$\frac{E}{E_0}=\frac{m}{m_0}=\frac{1}{\sqrt{1-(v/c)^2}}=\frac{1}{\sqrt{1-(0.8c/c)^2}}=1.67$$

解答 →4

Q012 質量阻止能が最も大きいのはどれか。

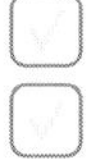

1. 1 MeV の α 線
2. 2 MeV の α 線
3. 2 MeV の炭素線
4. 10 MeV の炭素線
5. 20 MeV の陽子線

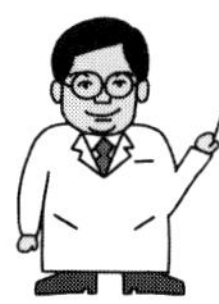

1. 1 MeV の α 線 → ×
2. 2 MeV の α 線 → ×
3. 2 MeV の炭素線 → ○
4. 10 MeV の炭素線 → ×
5. 20 MeV の陽子線 → ×

阻止能は次式で表される。

$$\frac{S}{\rho}\propto\frac{Z^2}{V^2}\propto\frac{z^2m}{E}$$

α 線の原子番号（Z）＝2、炭素線の Z＝6、陽子線の Z＝1 なので、衝突阻止能は炭素線が最も大きくなる。

解答 →3

Q013 中性子の弾性散乱で反跳核エネルギーが最も大きいのはどれか。

1. ^{1}H
2. ^{12}C
3. ^{112}Cd
4. ^{208}Pb
5. ^{238}U

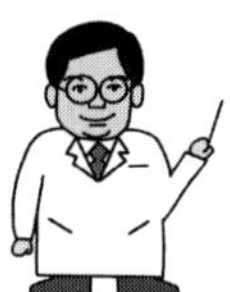

1. ^{1}H → ○
2. ^{12}C → ×
3. ^{112}Cd → ×
4. ^{208}Pb → ×
5. ^{238}U → ×

中性子の弾性散乱では、中性子の質量とほぼ同じ原子核ほど反跳核エネルギーが大きい。

解答　→ 1

Q014 電子線に対する鉛の放射阻止能と衝突阻止能が等しくなるエネルギー（MeV）として最も近いのはどれか。

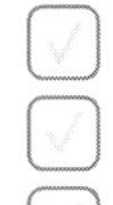

1. 8
2. 10
3. 80
4. 100
5. 1600

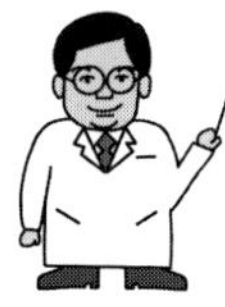

1. 8 → ×
2. 10 → ○
3. 80 → ×
4. 100 → ×
5. 1600 → ×

$$\frac{\text{放射損失}}{\text{衝突損失}} = \frac{EZ}{820}$$ より（E はエネルギー、Z は原子番号）

鉛の Z = 82 より

$$1 = \frac{E \times 82}{820} \qquad E = 10\ (\text{MeV})$$

解答　→ 2

Q015 エネルギーが 0.511 MeV に等しい光子の波長（m）はどれか。ただし、光速を 3.0×10^8 m/s、素電荷を 1.6×10^{-19} C、プランク定数を 6.6×10^{-34} Js とする。

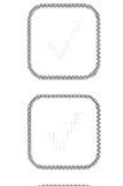

1. 9.1×10^{-31}
2. 1.7×10^{-27}
3. 1.4×10^{-23}
4. 2.4×10^{-12}
5. 1.8×10^{-10}

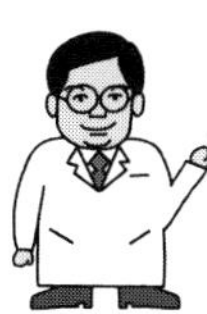

1. 9.1×10^{-31} → ×
2. 1.7×10^{-27} → ×
3. 1.4×10^{-23} → ×
4. 2.4×10^{-12} → ○
5. 1.8×10^{-10} → ×

$$E[keV] = \frac{12.4}{\lambda[\text{Å}]}$$ より

$$\lambda\left[\text{Å}\right] = \frac{12.4}{E[keV]} = \frac{12.5}{511} = 0.024$$

$$1\left[\text{Å}\right] = 10^{-10}[\mathrm{m}]$$ より

$$\lambda[\mathrm{m}] = 0.024 \times 10^{-10} = 2.4 \times 10^{-12}$$

解答 → **4**

Q016 特殊相対性理論で正しいのはどれか。

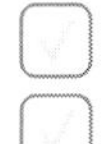

1. 真空中の高速は変化する。
2. ローレンツ変換により説明できる。
3. 電磁波の波動性と粒子性を説明できる。
4. 静止している粒子のエネルギーはゼロである。
5. 速度の合成則はニュートン力学と同じである。

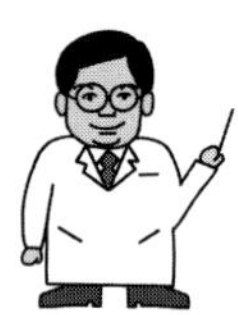

1. 真空中の高速は変化する。　→ ×
   真空中の光速は一定である。
2. ローレンツ変換により説明できる。　→ ○
3. 電磁波の波動性と粒子性を説明できる。　→ ×
   光は量子論により電磁波の粒子性と波動性が説明できる。
4. 静止している粒子のエネルギーはゼロである。　→ ×
   粒子は静止しているときも質量と等価のエネルギーを持つ。
5. 速度の合成則はニュートン力学と同じである。　→ ×
   真空中の物質の速度は光の速度を超えることはない。

解答　→ 2

Q017　同じ運動エネルギーを持つ陽子線と α 線の質量衝突阻止能の比はどれか。

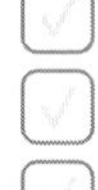

1. 1
2. 2
3. 4
4. 8
5. 16

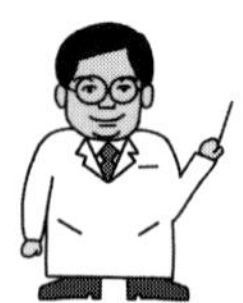

1. 1　→ ×
2. 2　→ ×
3. 4　→ ×
4. 8　→ ×
5. 16　→ ○

質量衝突阻止能は電荷の 2 乗に比例する。
α 線の電荷は＋2、陽子線は＋1 である。
α 線は陽子線の質量の約 4 倍なので、α 線の質量衝突阻止能は約 16 倍である。

解答　→ 5

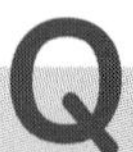Q018　基底状態にある ^{10}Ne の 2p 軌道に配置される電子数はどれか。

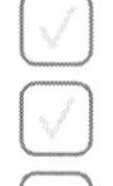

1. 2
2. 4
3. 6
4. 8
5. 10

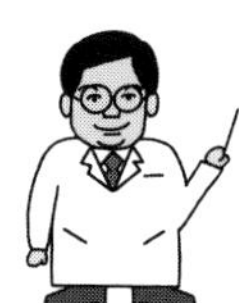

1. 2　→ ×
2. 4　→ ×
3. 6　→ ○
4. 8　→ ×
5. 10　→ ×

^{10}Ne は殻に電子が 10 個配置される。

1s 軌道に 2

2s 軌道に 2

2p 軌道に 6 個

解答　→ 3

Q019　下式の反応で生じるエネルギー Q（MeV）はどれか。

$^{7}Li + {}^{1}H \rightarrow {}^{4}He + {}^{4}He + Q$

ただし、^{1}H: 1.0073u、^{4}He: ^{1}H4.0026、^{7}Li: 7.0160、1u ＝ 932 MeV とする。

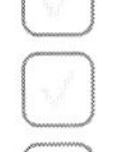

1. 13
2. 17
3. 21
4. 25
5. 29

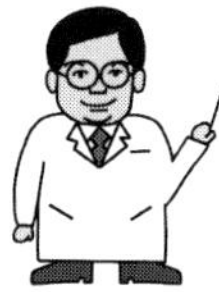

1. 13　→ ×
2. 17　→ ○
3. 21　→ ×
4. 25　→ ×
5. 29　→ ×

エネルギー Q（MeV）は

$Q = [(7.0160) + (1.0073) - (4.0026) + (4.0026)] \times 932 = 0.0178 \times 932 = 16.59$

解答　→ 2

Q020　基底状態にある $^{40}_{19}$K の M 殻の電子数はどれか。

1. 6
2. 8
3. 12
4. 15
5. 18

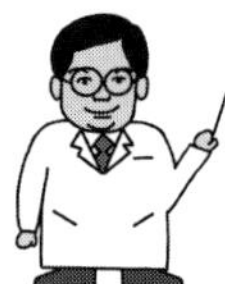

1. 6　→ ×
2. 8　→ ○
3. 12　→ ×
4. 15　→ ×
5. 18　→ ×

M 殻の電子数は、3s に 2 個、3p に 6 個の計 8 個である。

解答　→ 2

Q021　光子と水の相互作用で、光電吸収とコンプトン散乱との断面積が等しいエネルギー（MeV）はどれか。

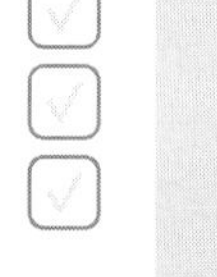

1. 0.01
2. 0.04
3. 0.1
4. 0.4
5. 1.0

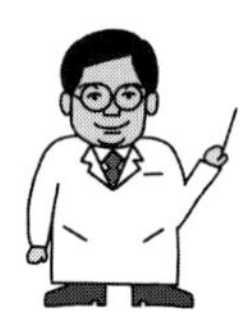

1. 0.01　→ ×
2. 0.04　→ ○
3. 0.1　→ ×
4. 0.4　→ ×
5. 1.0　→ ×

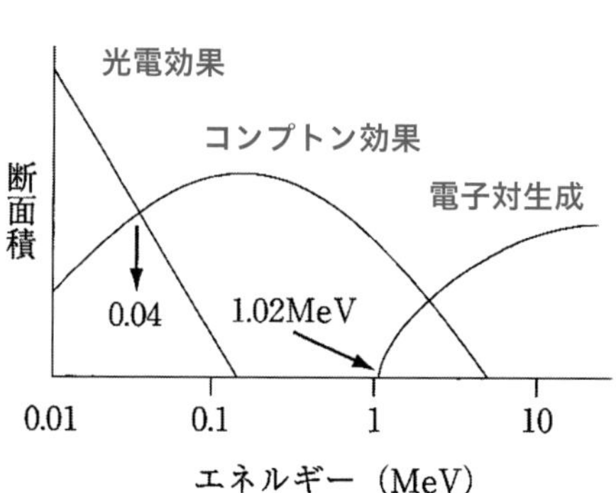

解答　→ 2

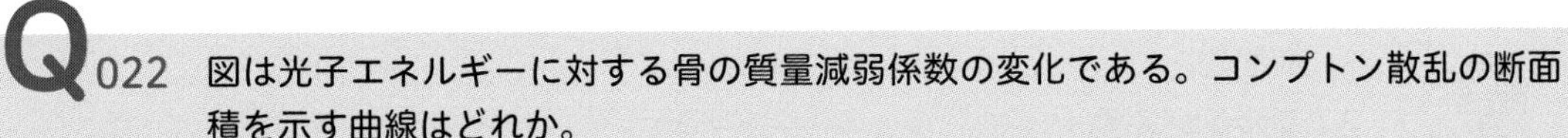

Q022 図は光子エネルギーに対する骨の質量減弱係数の変化である。コンプトン散乱の断面積を示す曲線はどれか。

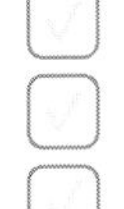

1. ①
2. ②
3. ③
4. ④
5. ⑤

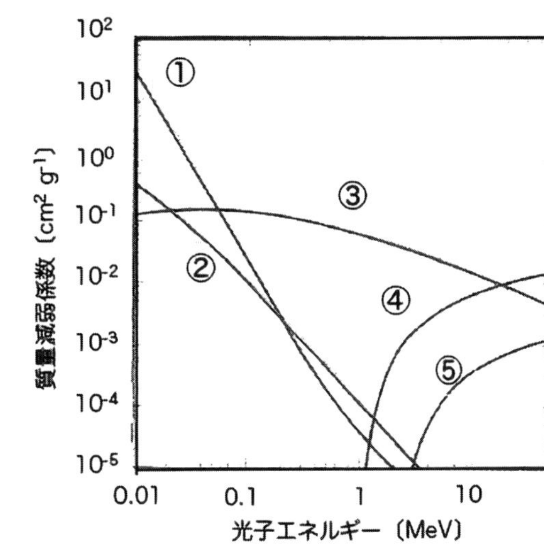

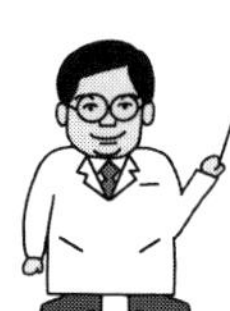

1. ① → × 光電効果
2. ② → × レイリー散乱
3. ③ → ○ コンプトン効果
4. ④ → × 電子対生成
5. ⑤ → × 三対生成

解答 →3

Q023 量と単位の組み合わせで正しいのはどれか。2 つ選べ。

1. 断面積 ———— m^{-2}
2. フルエンス率 ———— m^2s^{-1}
3. 放射化学収率 ———— $mol\,J^{-1}$
4. エネルギーフルエンス率 ———— Jm^2s^{-1}
5. 質量エネルギー転移係数 ———— m^2kg^{-1}

1. 断面積 ―――― m^{-2} → × m^2
2. フルエンス率 ―――― m^2s^{-1} → × $m^{-2}s^{-1}$
3. 放射化学収率 ―――― $mol\,J^{-1}$ → ○
4. エネルギーフルエンス率 ―――― Jm^2s^{-1} → × Js^{-1}
5. 質量エネルギー転移係数 ―――― m^2kg^{-1} → ○

解答 → 3、5

Q024 直接電離放射線はどれか。2 つ選べ。

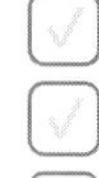

1. α 線
2. β 線
3. γ 線
4. X 線
5. 中性子線

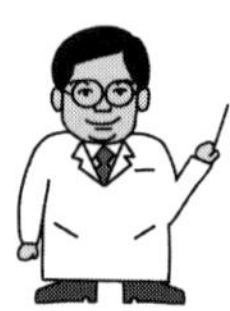

1. α 線 → ○
2. β 線 → ○
3. γ 線 → ×
4. X 線 → ×
5. 中性子線 → ×

解答 → 1、2

Q025 連続エネルギースペクトルを示すのはどれか。2 つ選べ。

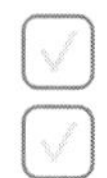

1. β^+線
2. 消滅放射線
3. 制動放射線
4. オージェ電子
5. 内部転換電子

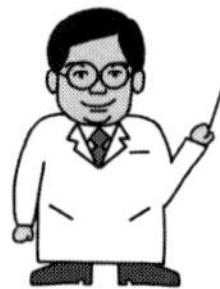

1. β^+線 → ○
2. 消滅放射線 → × 0.511 MeV の線スペクトル
3. 制動放射線 → ○
4. オージェ電子 → × 特性 X 線の放出
5. 内部転換電子 → × 励起核からのγ線が単色エネルギーの軌道電子を放出

解答 → 1、3

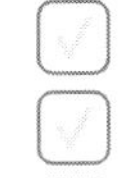

026　原子核から直接放出されるのはどれか。2 つ選べ。

1. β 線
2. δ 線
3. γ 線
4. オージェ電子
5. 内部転換電子

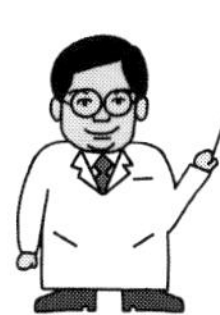

1. β 線　→ ○
2. δ 線　→ ×　荷電粒子が放出する二次電子線
3. γ 線　→ ○
4. オージェ電子　→ ×　特性 X 線が軌道電子を放出
5. 内部転換電子　→ ×　励起核からの γ 線が軌道電子を放出

解答　→ 1、3

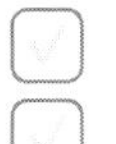

027　誤っている組み合わせはどれか。

1. モーズリーの法則 ―――― 物質波の波長
2. ベーテブロッホの式 ―――― 衝突阻止能
3. クラインー仁科の式 ―――― コンプトン断面積
4. デュエンーハントの法則 ―――― X 線の最短波長
5. マクスウェルーボルツマン分布 ―――― 熱中性子の速度分布

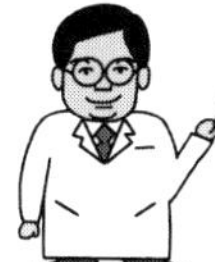

1. モーズリーの法則 ―――― 物質波の波長 → ○
   特性 X 線の振動数と原子番号の関係
2. ベーテブロッホの式 ―――― 衝突阻止能 → ×
3. クラインー仁科の式 ―――― コンプトン断面積 → ×
4. デュエンーハントの法則 ―――― X 線の最短波長 → ×
5. マクスウェルーボルツマン分布 ―――― 熱中性子の速度分布 → ×

解答　→ 1

Q028

105 個の光子が自由空間中に置かれ、厚さ 1 mm のグラファイト板に垂直に入射した。このグラファイト板中で相互作用する光子数はどれか。ただし、グラファイトの質量減弱係数は 6.7×10^{-2} cm^2g^{-1}、密度は 2.3 gcm^{-3} である。

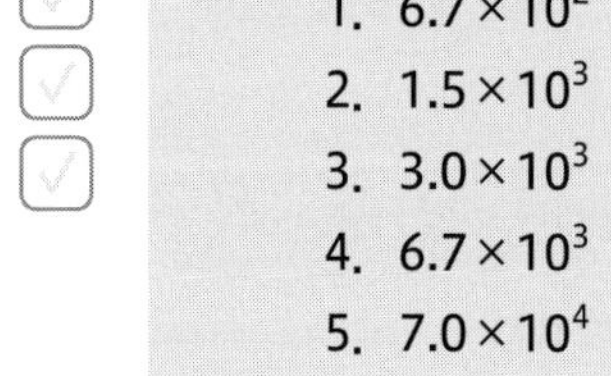

1. 6.7×10^2
2. 1.5×10^3
3. 3.0×10^3
4. 6.7×10^3
5. 7.0×10^4

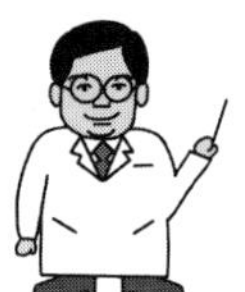

1. 6.7×10^2　→ ×
2. 1.5×10^3　→ ○
3. 3.0×10^3　→ ×
4. 6.7×10^3　→ ×
5. 7.0×10^4　→ ×

$\Delta N/\Delta l = \mu N$

ここで、ΔN は相互作用を起こす光子数、Δl は単位距離、μ は線減弱係数、N は光子数である。

質量減弱係数 μ_m と線減弱係数の関係は $\mu_m = \mu/\rho$ である。

したがって、$\Delta N = \mu N \Delta l = \mu_m \times \rho \times N \times \Delta N$

$\Delta N = 6.7\times10^{-2}\times2.3\times10^5\times0.1 = 153 = 1.53\times10^3$

解答　→ 2

Q029

陽子と α 粒子の速さが等しいとき、α 粒子に対する陽子の運動エネルギーはどれか。

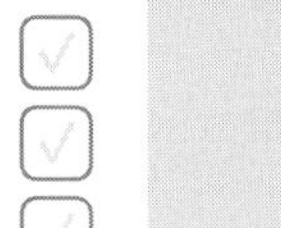

1. $\frac{1}{4}$
2. $\frac{1}{4}$
3. $\frac{1}{\sqrt{2}}$
4. $\sqrt{2}$
5. 2

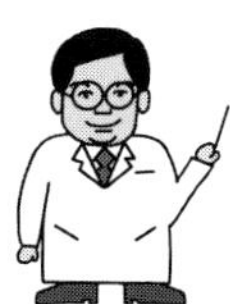

1. $\frac{1}{4}$ → ○
2. $\frac{1}{4}$ → ×
3. $\frac{1}{\sqrt{2}}$ → ×
4. $\sqrt{2}$ → ×
5. 2 → ×

$$\frac{E_P}{E_\alpha}=\frac{M_P}{M_\alpha}=\frac{1}{4}$$

ここで、E_p は陽子エネルギー、M_p は陽子の質量数、E_α はα粒子のエネルギー、M_α はα粒子の質量数である。
陽子の質量数は 1、α粒子の質量数は 4 である。

解答　→ 1

Q030　K 殻に存在できる軌道電子数の最大数はどれか。

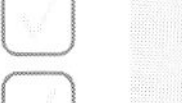

1. 2
2. 4
3. 6
4. 8
5. 18

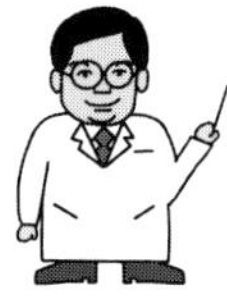

1. 2 → ×
2. 4 → ×
3. 6 → ×
4. 8 → ○
5. 18 → ×

軌道電子数（n は軌道数）は $2n^2 = 2\times2^2 = 8$ である。

解答　→ 4

Q031　粒子とその電荷および静止エネルギーの組み合わせで正しいのはどれか。2 つ選べ。

	粒子		電荷		静止エネルギー（MeV）
1.	光子	――	e^-	――	0
2.	電子	――	0	――	0.511
3.	陽子	――	e^+	――	938
4.	中性子	――	0	――	940
5.	α 粒子	――	$2e^+$	――	2,809

	粒子		電荷		静止エネルギー（MeV）	
1.	光子	――	e^-	――	0	→ ×
	光子	――	0	――	0	
2.	電子	――	0	――	0.511	→ ×
	電子	――	e^-	――	0.511	
3.	陽子	――	e^+	――	938	→ ○
4.	中性子	――	0	――	940	→ ○
5.	α 粒子	――	$2e^+$	――	2,809	→ ×
	α 粒子	――	$2e^+$	――	3727	

解答　→ 3、4

Q032　特性 X 線で正しいのはどれか。2 つ選べ。

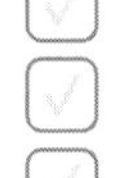

1. エネルギーは元素固有である。
2. K_α の放出確率は K_β よりも小さい。
3. K_α のエネルギーは K_β よりも小さい。
4. エネルギースペクトルは連続である。
5. 発光収率は原子番号が大きいほど小さい。

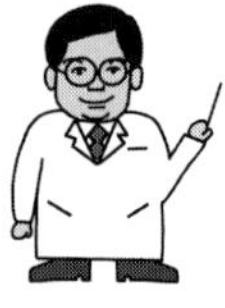

1. エネルギーは元素固有である。　→ ○
2. K_α の放出確率は K_β よりも小さい。　→ ×　大きい
3. K_α のエネルギーは K_β よりも小さい。　→ ○
4. エネルギースペクトルは連続である。　→ ×　線スペクトル
5. 発光収率は原子番号が大きいほど小さい。　→ ×　大きい

解答　→ 1、3

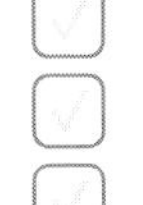

Q033 制動放射線で正しいのはどれか。

1. 発生強度は管電圧の 2 乗に反比例する。
2. 最短波長は管電圧の最大値に比例する。
3. エネルギー分布は線スペクトルである。
4. 診断 X 線装置の発生効率は約 8% である。
5. 電子のエネルギーが大きいほど前方の強度が増大する。

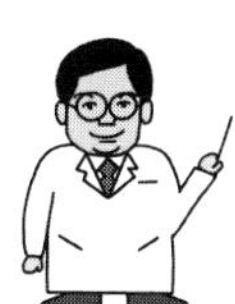

1. 発生強度は管電圧の 2 乗に反比例する。 → × $I = kiZV^2$
2. 最短波長は管電圧の最大値に比例する。 → × 最短波長は管電圧で決まる
3. エネルギー分布は線スペクトルである。 → × 連続スペクトル
4. 診断 X 線装置の発生効率は約 8% である。 → × 0.8%
5. 電子のエネルギーが大きいほど前方の強度が増大する。 → ○

解答 → 5

Q034 組み合わせで正しいのはどれか。

	重荷電粒子	電子
1. 衝突阻止能	大	小
2. ブラッグピーク	なし	あり
3. エネルギー揺動	大	小
4. 多重散乱	大	小
5. 核反応	小	大

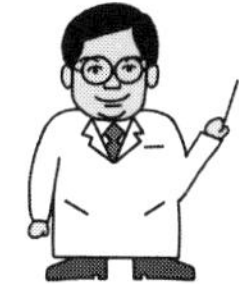

	重荷電粒子	電子	
1. 衝突阻止能	大	小	→ ○
2. ブラッグピーク	なし	あり	→ ×
ブラッグピーク	あり	なし	
3. エネルギー揺動	大	小	→ ×
エネルギー揺動	小	大	
4. 多重散乱	大	小	→ ×
多重散乱	小	大	
5. 核反応	小	大	→ ×
核反応	大	小	

解答 → 1

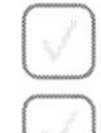035　中性子で正しいのはどれか。2 つ選べ。

1. β^-改変する。
2. 直接電離放射線である。
3. 原子核のクーロン場で散乱する。
4. ^{252}Cf の自発核分裂で放出される。
5. 熱中性子のエネルギーは約 2.5 eV である。

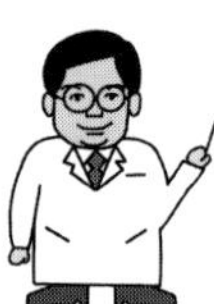

1. β^-改変する。　→ ○
2. 直接電離放射線である。　→ ×　非電離放射線
3. 原子核のクーロン場で散乱する。　→ ×　クーロンに影響されない
4. ^{252}Cf の自発核分裂で放出される。　→ ○
5. 熱中性子のエネルギーは約 2.5 eV である。　→ ×　約 0.025 eV

解答　→ 1、4

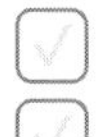036　静止エネルギーが 939 MeV の粒子はどれか。

1. 光子
2. 電子
3. 陽電子
4. 中性子
5. π 中間子

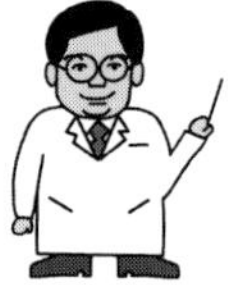

1. 光子　→ ×　静止エネルギーは 0 MeV
2. 電子　→ ×　静止エネルギーは 0.511 MeV
3. 陽電子　→ ×　静止エネルギーは 0.511 MeV
4. 中性子　→ ○
5. π 中間子　→ ×　静止エネルギーは 134.9 MeV（電荷 0）、139.6 MeV（電荷 ± 1）

中性子の静止エネルギーは 939.6MeV
陽子の静止エネルギーは 938.2 MeV
α 粒子の静止エネルギーは 3727.3 MeV

解答　→ 4

Q037 $^{238}_{92}U$ は 6 回の α 壊変と 4 回の β^- 壊変を行った後の原子番号と質量との組み合わせで正しいのはどれか。

	原子番号		質量数
1.	80	――――	206
2.	80	――――	210
3.	80	――――	214
4.	84	――――	206
5.	84	――――	214

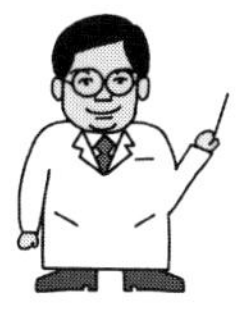

1. 80 ―――― 206 → ×
2. 80 ―――― 210 → ×
3. 80 ―――― 214 → ×
4. 84 ―――― 206 → ×
5. 84 ―――― 214 → ○

解答 → **5**

Q038 モーズレイの法則に含まれる物理量はどれか。2 つ選べ。

1. 振動数
2. 運動量
3. 静止質量
4. 原子番号
5. プランクの定数

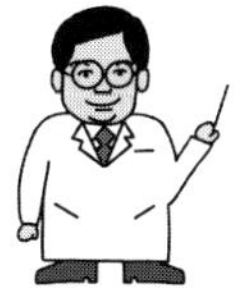

1. 振動数 → ○
2. 運動量 → ×
3. 静止質量 → ×
4. 原子番号 → ○
5. プランクの定数 → ×

モーズレイの法則

$$\sqrt{\nu} = k\left(Z - S\right)$$

ここで、v は特性 X 線の振動数、Z はターゲットの原子番号、S は遮蔽定数、k はスペクトル系列の種類によって決まる定数である。

解答 → **1、4**

Q039　制動X線で正しいのはどれか。2つ選べ。

1. 連続エネルギースペクトルを示す。
2. 発生効率はターゲット物質の密度に比例する。
3. 発生効率は電子の運動エネルギーに反比例する。
4. 電子が原子核のクーロン場で減速されて発生する。
5. 最大エネルギーは軌道電子のエネルギー順位に依存する。

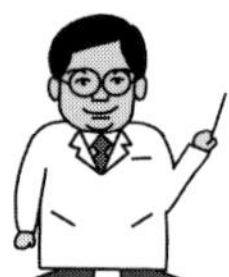

1. 連続エネルギースペクトルを示す。　→ ○
2. 発生効率はターゲット物質の密度に比例する。　→ ×
3. 発生効率は電子の運動エネルギーに反比例する。　→ ×
4. 電子が原子核のクーロン場で減速されて発生する。　→ ○
5. 最大エネルギーは軌道電子のエネルギー順位に依存する。　→ ×

X線の発生効率はkZVに依存する（k：定数、Z：原子番号、V：管電圧）
最大エネルギーはターゲット電子に無関係で管電圧で決まる（デュエン・ハントの式）

解答　→1、4

Q040　チェレンコフ効果を直接起こすことができるのはどれか。

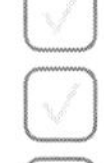

1. X線
2. γ線
3. 電子線
4. 中性子線
5. ニュートリノ

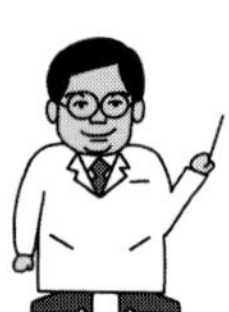

1. X線　→ ×
2. γ線　→ ×
3. 電子線　→ ○
4. 中性子線　→ ×
5. ニュートリノ　→ ×

チェレンコフ効果は荷電粒子に関係する。

解答　→3

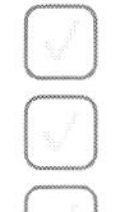

041 電子と物質の相互作用で正しいのはどれか。2つ選べ。

1. 原子番号が大きいほど散乱は小さい。
2. 原子番号が大きいほど放射損失は小さい。
3. エネルギーが大きいほど放射損失は小さい。
4. 10 MeV 以上では気体よりも固体の質量阻止能が小さい。
5. 1 MeV 以下ではエネルギーが大きいほど衝突損失は小さい。

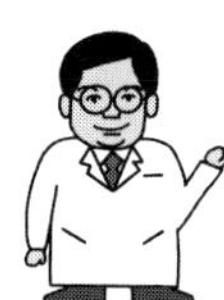

1. 原子番号が大きいほど散乱は小さい。 → × 大きい
2. 原子番号が大きいほど放射損失は小さい。 → × 放射損失は原子番号に比例
3. エネルギーが大きいほど放射損失は小さい。 → × 大きい
4. 10 MeV 以上では気体よりも固体の質量阻止能が小さい。 → ○
5. 1 MeV 以下ではエネルギーが大きいほど衝突損失は小さい。 → ○

解答 →4、5

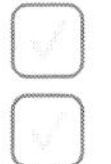

042 重荷電粒子線で正しいのはどれか。2つ選べ。

1. 電子線よりも水に対する LET は小さい。
2. 質量衝突阻止能は電荷の 2 乗に比例する。
3. 質量衝突阻止能は速度の 2 乗に比例する。
4. 比電離は飛程の終端部で急激に増大する。
5. 運動エネルギーと放射損失とは逆比例する。

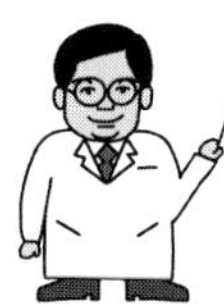

1. 電子線よりも水に対する LET は小さい。 → × 大きい
2. 質量衝突阻止能は電荷の 2 乗に比例する。 → ○
3. 質量衝突阻止能は速度の 2 乗に比例する。 → × 反比例する
4. 比電離は飛程の終端部で急激に増大する。 → ○
5. 運動エネルギーと放射損失とは逆比例する。 → × 比例する

解答 →2、4

Q043　間接電離放射線はどれか。2 つ選べ。

1. 炭素線
2. 電子線
3. 陽子線
4. 中性子線
5. 特性 X 線

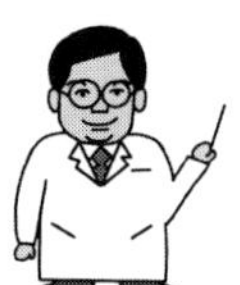

1. 炭素線　→ ×
2. 電子線　→ ×
3. 陽子線　→ ×
4. 中性子線　→ ○
5. 特性 X 線　→ ○

解答　→ 4、5

Q044　正しいのはどれか。

1. 原子番号は陽子数と等しい。
2. 鉛の同位体は 2 種類である。
3. M 殻の最大電子数は 8 個である。
4. 中性子の質量数は陽子よりも小さい。
5. 天然に存在する元素は 106 個である。

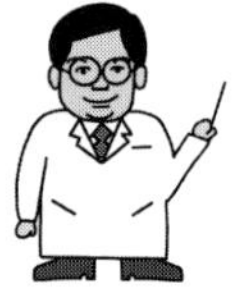

1. 原子番号は陽子数と等しい。　→ ○
2. 鉛の同位体は 2 種類である。　→ ×
   鉛の同位体は 4 種類（^{204}Pb、^{206}Pb、^{207}Pb、^{208}Pb）
3. M 殻の最大電子数は 8 個である。　→ ×
   最大電子数は $2n^2$ である（n は軌道数）
4. 中性子の質量数は陽子よりも小さい。　→ ×
   静止質量；中性子＝ 1.008665012、陽子＝ 1.007276470
5. 天然に存在する元素は 106 個である。　→ ×　天然元素は 92 種類

解答　→ 1

Q045 30 keV 光子が水に入射した場合の相互作用はどれか。2 つ選べ。

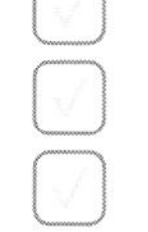

1. 光電吸収
2. 光核反応
3. 三電子生成
4. 電子対生成
5. コンプトン散乱

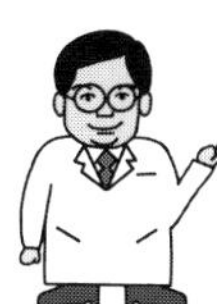

1. 光電吸収 → ○
2. 光核反応 → ×
3. 三電子生成 → ×
4. 電子対生成 → ×
5. コンプトン散乱 → ○

解答 → 1、5

Q046 中性子で正しいのはどれか。

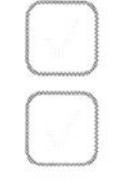

1. 速中性子の遮蔽には鉛が有効である。
2. (γ、n) 反応にはしきいエネルギーはない。
3. 熱中性子で ^{10}B (n, α)^{7}Li 反応が生じる。
4. β^-壊変で陽子と反ニュートリノを放出する。
5. アップクォーク 2 個とダウンクォーク 1 個で構成されている。

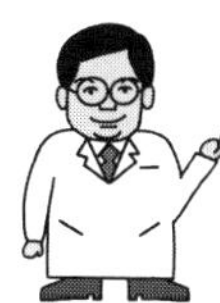

1. 速中性子の遮蔽には鉛が有効である。 → ×
   中性子線の遮蔽材には減速材（パラフィン、ホウ素など）を用いる。
2. (γ、n) 反応にはしきいエネルギーはない。 → ×
   (γ、n) 反応にしきい値は存在する。
3. 熱中性子で ^{10}B (n, α)^{7}Li 反応が生じる。 → ○
4. β^-壊変で陽子と反ニュートリノを放出する。 → ×
   β^-壊変で陽子とニュートリノを放出する。
5. アップクォーク 2 個とダウンクォーク 1 個で構成されている。 → ×
   中性子はアップクォーク 1 個とダウンクォーク 2 個で構成されている。

解答 → 3

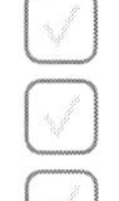

047　連続エネルギースペクトルを示すのはどれか。2 つ選べ。

1. β 線
2. 消滅光子
3. 制動 X 線
4. オージェ電子
5. 内部転換電子

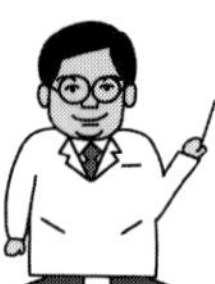

1. β 線　→ ○
2. 消滅光子　→ ×　エネルギー 0.511 MeV
3. 制動 X 線　→ ○
4. オージェ電子　→ ×　軌道電子の結合エネルギーの差分の運動エネルギー
5. 内部転換電子　→ ×　γ 線と軌道電子の結合エネルギーの差分の運動エネルギー

解答　→ 1、3

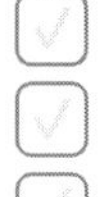

048　X 線の発生の正しいのはどれか。

1. 制動 X 線の最短波長は管電圧に比例する。
2. X 線の発生頻度は管電圧の 2 乗に比例する。
3. 特性 X 線のエネルギーは管電圧に依存する。
4. エネルギーフルエンスは管電圧波形に依存しない。
5. 特性 X 線の発生は入射電子のエネルギーに依存しない。

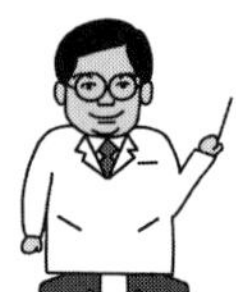

1. 制動 X 線の最短波長は管電圧に比例する。　→ ×
   制動 X 線の最短波長は λm は　$\lambda m = \frac{12.4}{V[kV]}$　である。V は管電圧である。
2. X 線の発生頻度は管電圧の 2 乗に比例する。　→ ○
3. 特性 X 線のエネルギーは管電圧に依存する。　→ ×
   特性 X 線のエネルギーは管電圧に依存しない。
4. エネルギーフルエンスは管電圧波形に依存しない。　→ ×
   管電圧波形が異なるとエネルギーが異なる。
5. 特性 X 線の発生は入射電子のエネルギーに依存しない。　→ ×
   入射電子のエネルギーが高くなると特性 X 線の発生は多くなる。

解答　→ 2

Q049 密度 1.2 g/cm^3 のアクリル樹脂中で最大飛程が 2 cm である電子線のエネルギー（MeV）はどれか。

1. 2.4
2. 3.9
3. 4.7
4. 6.7
5. 8.0

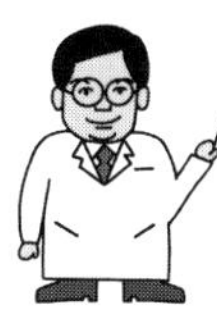

1. 2.4　→ ×
2. 3.9　→ ×
3. 4.7　→ ○
4. 6.7　→ ×
5. 8.0　→ ×

$0.8<E<$MeV において　$R_{max} = 0.542E$（MeV）-0.133

解答　→ 3

Q050 重荷電粒子と物質の相互作用で正しいのはどれか。

1. 飛程の最後で速度が大きくなる。
2. 励起により大きく方向を変える。
3. 阻止能は速度の 2 乗に反比例する。
4. 真空中でチェレンコフ光を発する。
5. エネルギーが同一の α 線と陽子線は同じ飛程である。

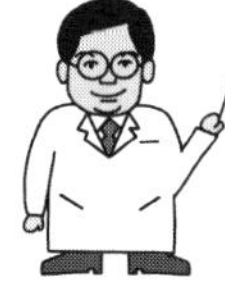

1. 飛程の最後で速度が大きくなる。　→ ×　エネルギーが大きくなる。
2. 励起により大きく方向を変える。　→ ×　クーロン力で進行方向を変える。
3. 阻止能は速度の 2 乗に反比例する。　→ ○
4. 真空中でチェレンコフ光を発する。　→ ×
　光速より大きい速度のときチェレンコフ光を放出する。
5. エネルギーが同一の α 線と陽子線は同じ飛程である。
　→ ×　陽子線の飛程は α 線の 16 倍

解答　→ 3

Q051　中性子による核反応で誤っているのはどれか。

1. $^{6}Li\,(n, \alpha)\,^{3}H$
2. $^{25}Na\,(n, \gamma)\,^{24}Na$
3. $^{54}Fe\,(n, np)\,^{53}Mn$
4. $^{59}Fe\,(n, 2n)\,^{60}Co$
5. $^{235}U\,(n, f)\,^{137}Cs$

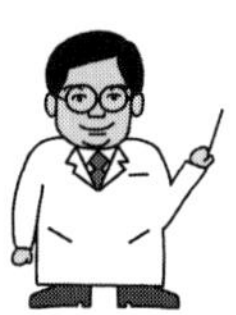

1. $^{6}Li\,(n, \alpha)\,^{3}H$　→ ×
2. $^{25}Na\,(n, \gamma)\,^{24}Na$　→ ×
3. $^{54}Fe\,(n, np)\,^{53}Mn$　→ ×
4. $^{59}Fe\,(n, 2n)\,^{60}Co$　→ ○
5. $^{235}U\,(n, f)\,^{137}Cs$　→ ×

解答　→ **4**

Q052　原子番号 Z、質量数 A、密度 ρ の物質 1 cm^3 中の電子数はどれか。ただし、アボガドロ数を N_A とする。

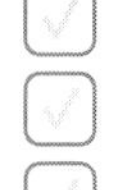

1. $\frac{\rho N_A}{ZA}$
2. $\frac{Z N_A}{\rho A}$
3. $\frac{N_A}{\rho ZA}$
4. $\frac{\rho Z N_A}{A}$
5. $\frac{ZA N_A}{\rho}$

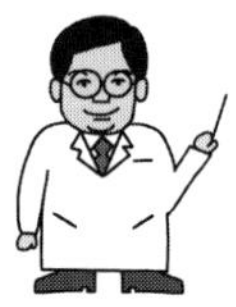

1. → ×
2. → ×
3. → ×
4. → ○
5. → ×

解答　→ **4**

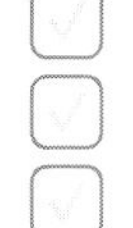

053 原子核で誤っているのはどれか。

1. 核子は相互作用で結合している。
2. 直径はおよそ 10^{-15} から 10^{-14} m である。
3. 中間子はクォークと反クォークで構成されている。
4. 1 核子あたりの結合エネルギーはおよそ 20 MeV である。
5. 中性子はアップクォーク 1 個とダウンクォーク 2 個で構成される。

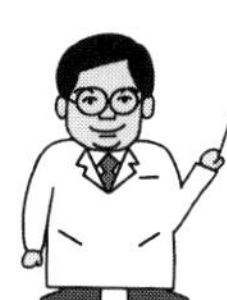

1. 核子は相互作用で結合している。 → ×
2. 直径はおよそ 10^{-15} から 10^{-14} m である。 → ×
3. 中間子はクォークと反クォークで構成されている。 → ×
4. 1 核子あたりの結合エネルギーはおよそ 20 MeV である。 → ○
   12 MeV 以上は約 8 MeV
5. 中性子はアップクォーク 1 個とダウンクォーク 2 個で構成される。 → ×

解答 → 4

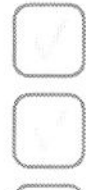

054 N 個の放射性同位元素の放射能が A であるとき半減期はどれか。

1. $\frac{AN}{log_e 2}$
2. $\frac{log_e 2}{AN}$
3. $\frac{Alog_e 2}{N}$
4. $\frac{Nlog_e 2}{A}$
5. $ANlog_e 2$

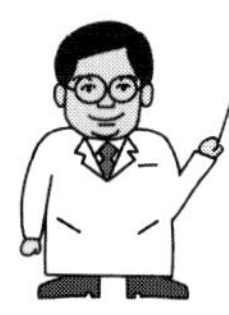

1. → ×
2. → ×
3. → ×
4. → ○
5. → ×

解答 → 4

Q055 鉛の電子に対する放射阻止能と衝突阻止能がほぼ等しくなるエネルギー（MeV）はどれか。ただし、鉛の原子番号は 82 である。

1. 5
2. 10
3. 15
4. 20
5. 25

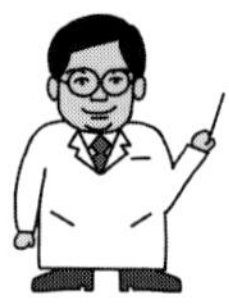

1. 5 → ×
2. 10 → ○
3. 15 → ×
4. 20 → ×
5. 25 → ×

$$\frac{\text{放射損失}}{\text{衝突損失}} = \frac{EZ}{820}$$

（E：電子のエネルギー、Z：原子番号）

解答 → 2

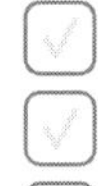

Q056 ラーモア周波数を示す式はどれか。ただし、γ は磁気回転比、B_0 は磁束密度である。

1. $2\pi r B_0$
2. $\frac{2\pi}{rB_0}$
3. $\frac{2\pi r}{B_0}$
4. $\frac{B_0}{2\pi r}$
5. $\frac{rB_0}{2\pi}$

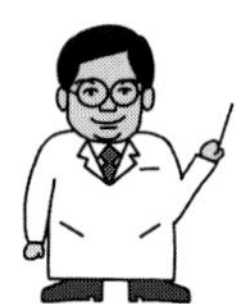

1. → ×
2. → ×
3. → ×
4. → ×
5. → ○

ラーモア周波数：静磁場強度 B_0 と原子核自身の持つ物理定数である磁気回転比 γ の積として定義される。共鳴周波数ともいう。

$$\omega_0 = 2\pi f = rB_0$$

$$f = \left(\frac{r}{2\pi}\right) B_0$$

解答 → 5

Q057 α崩壊で正しいのはどれか。2つ選べ。

1. 天然に存在する系列には2つの種類がある。
2. 娘核とα粒子の質量の和は親核種の質量に等しい。
3. クーロン障壁のエネルギーより小さくても生じる。
4. トンネル効果は量子力学で説明できる。
5. 放射されるα粒子の運動エネルギーは連続スペクトルとなる。

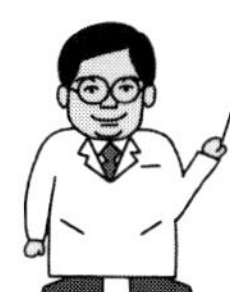

1. 天然に存在する系列には2つの種類がある。 → ×
   天然に存在する系列には3種類ある。
2. 娘核とα粒子の質量の和は親核種の質量に等しい。 → ×
   娘核とα粒子の質量の和は親核種の質量よりも質量分だけ小さくなる。
3. クーロン障壁のエネルギーより小さくても生じる。 → ○
4. トンネル効果は量子力学で説明できる。 → ○
5. 放射されるα粒子の運動エネルギーは連続スペクトルとなる。 → ×
   放射されるα粒子の運動エネルギーは線スペクトルである。

解答 →3、4

Q058 X線と物質との相互作用で正しいのはどれか。

1. X線光子のエネルギーが低いほどレイリー散乱の寄与は小さい。
2. 光電効果では運動量の保存則は成り立たない。
3. コンプトン電子の最大エネルギーは入射X線光子のエネルギーに等しい。
4. 電子対生成は原子核の周りのクーロン場との相互作用で生じる。
5. 光中性子が生じるしきい値エネルギーは元素に関係ない。

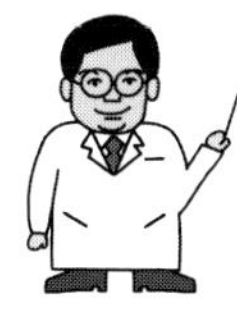

1. X線光子のエネルギーが低いほどレイリー散乱の寄与は小さい。 → ×
   X線光子のエネルギーが低いほどレイリー散乱の寄与は大きい。
2. 光電効果では運動量の保存則は成り立たない。 → ×
   運動量の保存則は反応前後で成立する。
3. コンプトン電子の最大エネルギーは入射X線光子のエネルギーに等しい。 → ×
   入射X線光子のエネルギーはコンプトン電子のエネルギーと散乱光子エネルギーに分配される。
4. 電子対生成は原子核の周りのクーロン場との相互作用で生じる。 → ○
5. 光中性子が生じるしきい値エネルギーは元素に関係ない。 → ×
   光核反応にはしきい値がある。

解答 →4

Q059　核子 1 個あたりの平均結合エネルギーが最も大きいのはどれか。

1. ^{4}He
2. ^{12}C
3. ^{24}Mg
4. ^{56}Fe
5. ^{226}Ra

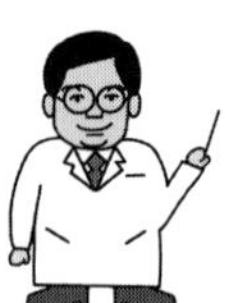

1. ^{4}He　→ ×
2. ^{12}C　→ ×
3. ^{24}Mg　→ ×
4. ^{56}Fe　→ ○
5. ^{226}Ra　→ ×

質量数が 60 付近で結合エネルギーは最大になる。

解答　→ 4

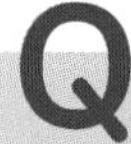

Q060　静止エネルギーが最も大きいのはどれか。

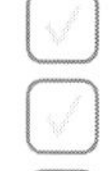

1. 電子
2. 陽子
3. α粒子
4. 重陽子
5. 中性子

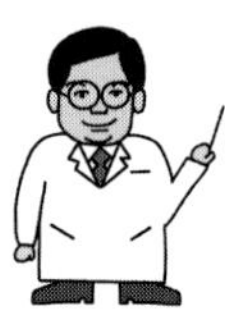

1. 電子	→ ×	静止エネルギー	0.511 MeV
2. 陽子	→ ×		938.3 MeV
3. α粒子	→ ○		3.74×10^{3} MeV
4. 重陽子	→ ×		1877 MeV
5. 中性子	→ ×		939.6 MeV

静止エネルギー E_0：質量が存在することにより生じるエネルギーである。

$E_0 = mc^2$

ここで、m：質量、c：光速

解答　→ 3

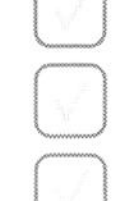

061 X 線の波動性を示す現象はどれか。2 つ選べ。

1. 光電効果
2. 光核反応
3. ブラッグ反射
4. レイリー散乱
5. コンプトン効果

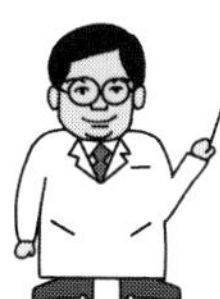

1. 光電効果 → ×
2. 光核反応 → ×
3. ブラッグ反射 → ○
4. レイリー散乱 → ○
5. コンプトン効果 → ×

光電効果とコンプトン効果は光の粒子性を示す現象である。
光核反応は γ 線などを照射すると中性子線などを放出する現象である。

解答 → 3、4

Q 062 超音波の性質で正しいのはどれか。

1. 生体内を主に縦波で電波する。
2. 水中の音速は 1,000 ms^{-1} である。
3. 周波数が高くなるほど回析が顕著になる。
4. 音響インピーダンスは媒質の密度に反比例する。
5. 周波数が高くなるほど媒質中での減衰は小さくなる。

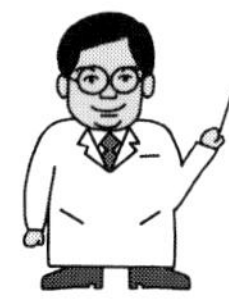

1. 生体内を主に縦波で電波する。 → ○
2. 水中の音速は 1,000 ms^{-1} である。 → ×
   水中の音速は 1,540 ms^{-1} である。
3. 周波数が高くなるほど回析が顕著になる。 → ×
   周波数が高くなるほど回析が小さくなる。
4. 音響インピーダンスは媒質の密度に反比例する。 → ×
   音響インピーダンスは媒質の密度と音速の積である。
5. 周波数が高くなるほど媒質中での減衰は小さくなる。 → ×
   周波数が低くなるほど媒質中での電波距離は長くなる。

解答 → 1

Q063 核磁気共鳴現象において、90° RF パルス印加後に 300 ms で縦磁化が 50%まで回復する組織の縦緩和時間（ms）はどれか。ただし、$\log_e = 0.693$ とする。

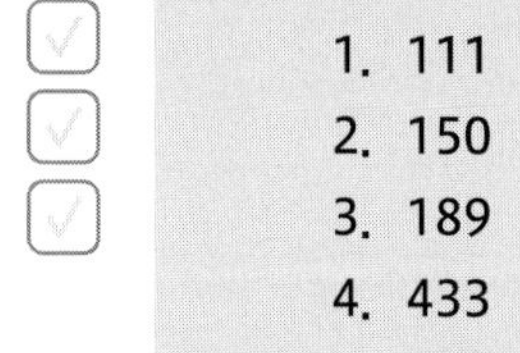

1. 111
2. 150
3. 189
4. 433
5. 600

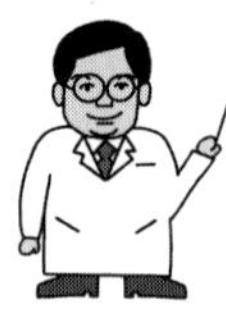

1. 111　→ ×
2. 150　→ ×
3. 189　→ ×
4. 433　→ ○
5. 600　→ ×

$M_z(t) = M_0(1 - e^{t/T1})$

ここで、$M_z(t)$ は RF パルス印加後 t 時間経過したときの縦磁化成分、T1 は縦緩和時間である。

$T = 300$、$M_z(t) = 0.5$、$M_0 = 1.0$

$0.5 = 1.0(1 - e^{-300/T1})$

$0.5 = e^{-300/T1}$

両辺対数をとると

$\mathrm{Log}_e 2 = 300/T1$

$T = 300/0.693$

$T = 432.9$

解答　→ 4

Q064 超音波の性質で正しいのはどれか。

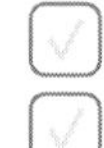

1. 波長が長いほど減衰しやすい。
2. 周波数は音速と波長の積である。
3. 音速は媒質と温度によって異なる。
4. 音響インピーダンスは媒質の音速に反比例する。
5. 媒質間の音響インピーダンスの差が大きい境界面で減衰されやすい。

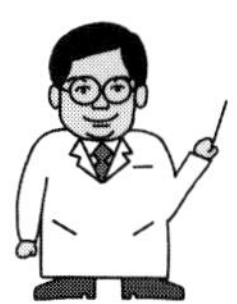

1. 波長が長いほど減衰しやすい。 → ×
 波長が長いほど伝播距離は長くなる。
2. 周波数は音速と波長の積である。 → ×
 種周波数 f、音速 v、波長とすると V = fV である。
3. 音速は媒質と温度によって異なる。 → ○
4. 音響インピーダンスは媒質の音速に反比例する。 → ×
 音響インピーダンスは媒質の密度と物質中の音速の積である。
5. 媒質間の音響インピーダンスの差が大きい境界面で減衰されやすい。 → ×
 媒質間の音響インピーダンスの差が大きいほど反射が強くなる。

解答 → 3

Q065 固有音速が最も早いのはどれか。

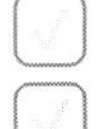

1. 骨
2. 水
3. 肝臓
4. 空気
5. 血液

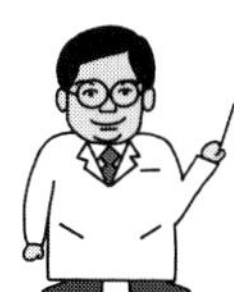

1. 骨 → ○
2. 水 → ×
3. 肝臓 → ×
4. 空気 → ×
5. 血液 → ×

媒質	音速 m/s
骨	4,080
水	1,540
肝臓	1,549
空気	330
血液	1,570

解答 → 1

Q066　音響インピーダンスに影響を与えるのはどれか。2 つ選べ。

1. 音圧
2. 音速
3. 周波数
4. 媒質の体積
5. 媒質の密度

1. 音圧　→ ×
2. 音速　→ ○
3. 周波数　→ ×
4. 媒質の体積　→ ×
5. 媒質の密度　→ ○

解答　→ 2、5

Q067　音超音波で誤っているのはどれか。

1. 疎密波である。
2. 球面波として伝播する。
3. 周波数が低いほど減衰は大きい。
4. 音源から距離の 2 乗に比例して減衰する。
5. 反射体の運動によって観測される周波数が変化する。

1. 疎密波である。　→ ×
2. 球面波として伝播する。　→ ×
3. 周波数が低いほど減衰は大きい。　→ ○　小さい
4. 音源から距離の 2 乗に比例して減衰する。　→ ×
5. 反射体の運動によって観測される周波数が変化する。　→ ×

解答　→ 3

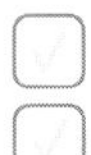

068 周波数 f（MHz）の超音波が減衰係数（$dBcm^{-1}MHz^{-1}$）の物質を距離 z（cm）通過した場合の減衰（dB）はどれか。

1. μzf
2. $\frac{zf}{\mu}$
3. $\frac{zf}{\mu}$
4. $\frac{\mu f}{z}$
5. $\frac{\mu}{zf}$

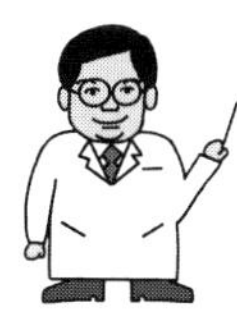

1. → ○
2. → ×
3. → ×
4. → ×
5. → ×

単位から　μzf = [dB/cm・MHz] × [cm] × [MHz] = [dB]

解答 → **1**

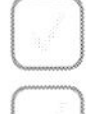

069 光子について正しいのはどれか。

1. 質量を持つ。
2. 電荷を持つ。
3. 運動量を持つ。
4. 静止エネルギーを持つ。
5. 電波速度は質量によらず一定である。

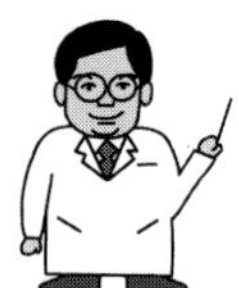

1. 質量を持つ。 → × 光子は質量がない。
2. 電荷を持つ。 → × 光子は電荷を持たない。
3. 運動量を持つ。 → ○
4. 静止エネルギーを持つ。 → × 静止エネルギーは持たない。
5. 電波速度は質量によらず一定である。 → × 光子の電波速度は真空中で一定である。

解答 → 3

Q070　X 線管での制動 X 線の発生で正しいのはどれか。

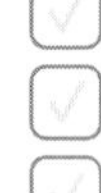

1. 発生効率は管電流に比例する。
2. 全強度は管電流の 2 条に比例する。
3. 発生効率は管電圧の 2 条に比例する。
4. 全強度はターゲット物質の原子番号に比例する。
5. 発生効率はターゲット物質の温度に比例する。

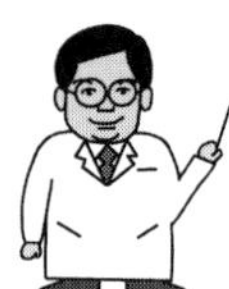

1. 発生効率は管電流に比例する。 → ×
2. 全強度は管電流の 2 条に比例する。 → ×
3. 発生効率は管電圧の 2 条に比例する。 → ×
4. 全強度はターゲット物質の原子番号に比例する。 → ○
5. 発生効率はターゲット物質の温度に比例する。 → ×

発生強度　$I = kiZV^2$

発生効率　$\eta = kZV$

ただし、k：定数、i：管電流、Z：ターゲットの原子番号、V：管電圧

解答 → 4

Q071　電子と物質の相互作用で正しいのはどれか。

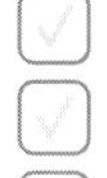

1. 線衝突阻止能は物質の密度によらない。
2. 質量衝突阻止能は制動放射の寄与を含む。
3. 質量衝突阻止能は原子番号の大きい物質ほど小さくなる。
4. 質量衝突阻止能は 1 MeV 以下では電子のエネルギーが大きいほど大きくなる。
5. 質量衝突阻止能に対する質放射阻止能の比は電子のエネルギーが大きいほど大きくなる。

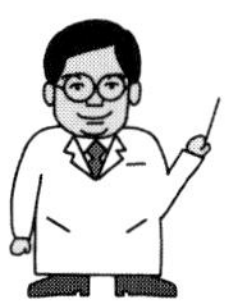

1. 線衝突阻止能は物質の密度によらない。 → ×
2. 質量衝突阻止能は制動放射の寄与を含む。 → ×
3. 質量衝突阻止能は原子番号の大きい物質ほど小さくなる。 → ×
4. 質量衝突阻止能は 1 MeV 以下では電子のエネルギーが大きいほど大きくなる。 → ×
5. 質量衝突阻止能に対する質放射阻止能の比は電子のエネルギーが大きいほど大きくなる。 → ○

$$\frac{\text{放射損失}}{\text{衝突損失}} = \frac{EZ}{820}$$

であり、原子番号が同じであればこの比は電子のエネルギーが大きいほど大きくなる。

解答 → 5

Q072 中性子と物質との相互作用で正しいのはどれか。

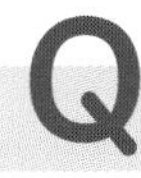

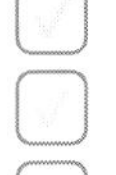

1. 熱中性子では相互作用は生じない。
2. 物質の軌道電子との相互作用が主である。
3. 減速剤として高原子番号物質が用いられる。
4. 中性子捕獲断面積は中性子の速度に比例する。
5. 速中性子では物質の大きさとともに指数関数的に減弱する。

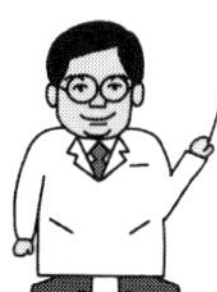

1. 熱中性子では相互作用は生じない。 → × 相互作用を行う。
2. 物質の軌道電子との相互作用が主である。 → × 原子核との相互作用が主である。
3. 減速剤として高原子番号物質が用いられる。 → × 低原子番号物質が用いられる。
4. 中性子捕獲断面積は中性子の速度に比例する。 → × 速度に反比例する。
5. 速中性子では物質の大きさとともに指数関数的に減弱する。 → ○

解答 → 5

Q073 静磁場の磁束密度が 1.5 T のとき、^{1}H 核は 63.9 MHz で磁気共鳴を起こす。磁束密度が 3.0 T のとき共鳴周波数（MHz）はどれか。

1. 32.0
2. 63.9
3. 95.9
4. 127.8
5. 191.7

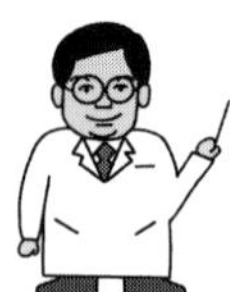

1. 32.0　→ ×
2. 63.9　→ ×
3. 95.9　→ ×
4. 127.8　→ ○
5. 191.7　→ ×

$\overline{\omega}_0 = \gamma H_0$

ただし、H_0：静磁場、γ：磁気回転比、$\overline{\omega}_0$：共鳴周波数

$63.9 = 1.5\gamma$

$\gamma = \dfrac{63.9}{1.5} = 42.6$（MHz/T）

したがって、

磁束密度が 3.0 T のとき

$\overline{\omega}_0 = 4.2 \times 3.0 = 127.8$（MHz）

解答　→ 4

Q074 静止エネルギーが最も大きいのはどれか。

1. 電子
2. 陽子
3. α 粒子
4. 重陽子
5. 中性子

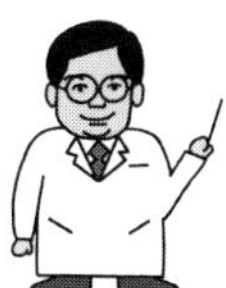

1. 電子 → × 0.511 MeV
2. 陽子 → × 938 MeV
3. α粒子 → ○ 1,877 MeV
4. 重陽子 → × 3,773 MeV
5. 中性子 → × 939 MeV

解答 →3

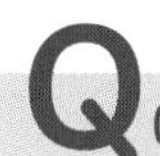

Q075 放射性壊変について正しいのはどれか。

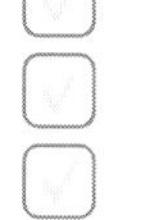

1. 平均寿命は壊変定数に比例する。
2. 半減期は平均寿命の 1.44 倍である。
3. 半減期は壊変定数と比例の関係にある。
4. 半減期は最初に存在した原子数が半分になる時間である。
5. 壊変定数は最初に存在した原子数が 1/e になる時間である。

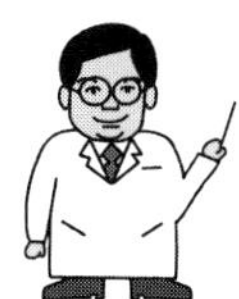

1. 平均寿命は壊変定数に比例する。 → ×
2. 半減期は平均寿命の 1.44 倍である。 → ×
3. 半減期は壊変定数と比例の関係にある。 → ×
4. 半減期は最初に存在した原子数が半分になる時間である。 → ○
5. 壊変定数は最初に存在した原子数が 1/e になる時間である。 → ×

$$\lambda = \frac{0.693}{T} = \frac{1}{\tau}$$

解答 →4

Q076 511 keV の γ 線がコンプトン散乱するときの散乱角 90°の散乱線エネルギー（keV）に最も近いのはどれか。

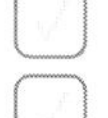

1. 128
2. 170
3. 256
4. 341
5. 511

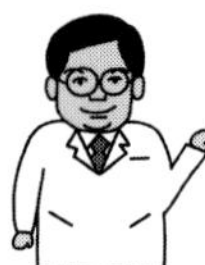

1. 128　→ ×
2. 170　→ ×
3. 256　→ ○
4. 341　→ ×
5. 511　→ ×

$$h\nu' = \frac{h\nu}{1+\frac{h\nu}{m_0{}^2}(1-cos\theta)} = \frac{511}{1+\frac{511}{511}(1-cos90)} = 255.5\ [\mathrm{keV}]$$

解答　→ 3

Q077 8 MeV のα線と 2 MeV の陽子線の衝突阻止能をそれぞれ S_a、S_b とする。S_a/S_b に最も近いのはどれか。

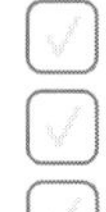

1. 1
2. 2
3. 4
4. 8
5. 16

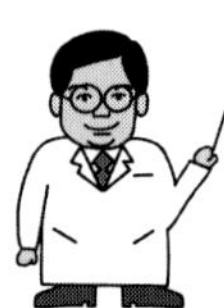

1. 1　→ ×
2. 2　→ ×
3. 4　→ ○
4. 8　→ ×
5. 16　→ ×

$$(S/\rho) \propto \frac{Z^2\, m}{E}$$　より

$$S_a = \frac{2^2 \times 4}{8} = 2$$

$$S_p = \frac{1^2 \times 1}{8} = \frac{1}{2}$$

よって

$$\frac{S_a}{S_p} = 4$$

解答　→ 3

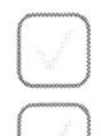

078 5 MHz の超音波が生体軟部組織を伝播するときの波長（mm）に最も近いのはどれか。ただし、生体軟部組織の伝播速度は 1.500 m・s^{-1} とする。

1. 0.1
2. 0.3
3. 0.5
4. 1.5
5. 3.3

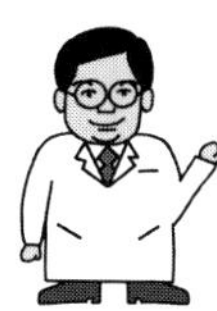

1. 0.1 → ×
2. 0.3 → ○
3. 0.5 → ×
4. 1.5 → ×
5. 3.3 → ×

$$\lambda = \frac{V}{f}$$ より

$$\lambda = \frac{1500 \times 10^3}{5 \times 10^6} = 3 \times 10^{-1} \, [\mathrm{mm}]$$

解答 → 2

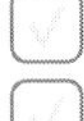

079 電荷を持つ電離放射はどれか。2 つ選べ。

1. 光子
2. 電子
3. 中性子
4. 陽電子
5. ニュートリノ

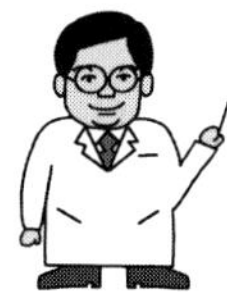

1. 光子 → ×
2. 電子 → ○
3. 中性子 → ×
4. 陽電子 → ○
5. ニュートリノ → ×

解答 → 2、4

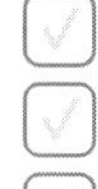

Q080 ある放射性同位元素の放射能を測定したところ、1 時間ごとに測定開始時の 1/10 となった。この放射性同位元素の半減期（分）はどれか。ただし、$\log_{10}2 = 0.30$ とする。

1. 6
2. 10
3. 15
4. 18
5. 26

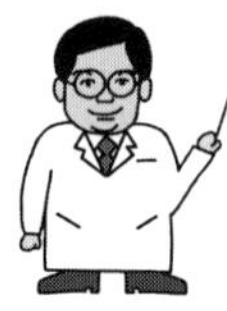

1. 6　→ ×
2. 10　→ ×
3. 15　→ ×
4. 18　→ ○
5. 26　→ ×

$$\frac{1}{10} = \left(\frac{1}{2}\right)^{1/T}$$ より

ここで、対数をとると

$-\log_{10}10 = 1/T \log_{10}2$

$$1 = \frac{1}{T} \times 0.3$$

T ＝ 0.3 時間になるから

1 時間×0.3 ＝ 18 分

解答　→ 4

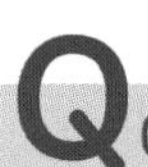

Q081 重荷電粒子の質量衝突阻止能で正しいのはどれか。

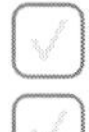

1. 物質の質量に比例する。
2. 物質の原子番号に反比例する。
3. 入射粒子の質量に反比例する。
4. 入射粒子の電荷数に比例する。
5. 入射粒子のエネルギーに反比例する。

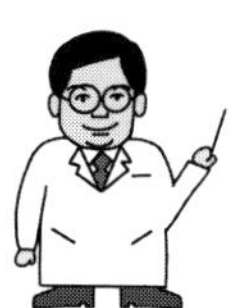

1. 物質の質量に比例する。 → ×
2. 物質の原子番号に反比例する。 → ×
3. 入射粒子の質量に反比例する。 → ×
4. 入射粒子の電荷数に比例する。 → ×
5. 入射粒子のエネルギーに反比例する。 → ○

$$(S/\rho) \propto \frac{z^2}{v^2} \propto \frac{z^2\, m}{E}$$

解答 → **5**

Q082 1 MHz の超音波を入射したとき、超音波の減衰が最も大きいのはどれか。

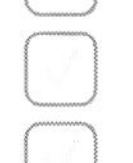

1. 肺
2. 肝臓
3. 筋肉
4. 血液
5. 脂肪

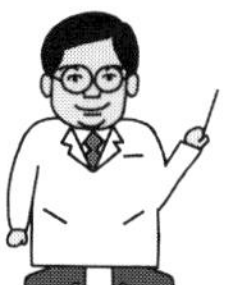

1. 肺 → ○ 減衰計数 12
2. 肝臓 → × 減衰計数 0.94
3. 筋肉 → × 減衰計数 1.2
4. 血液 → × 減衰計数 0.18
5. 脂肪 → × 減衰計数 0.63

解答 → 1

Q083 核子あたりの平均結合エネルギーが最も大きいのはどれか。

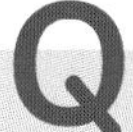
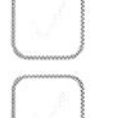

1. ^{4}He
2. ^{12}C
3. ^{56}Fe
4. ^{208}Pb
5. ^{238}U

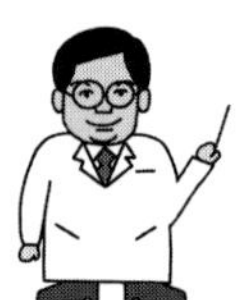

1. ^{4}He　→ ×
2. ^{12}C　→ ×
3. ^{56}Fe　→ ○
4. ^{208}Pb　→ ×
5. ^{238}U　→ ×

質量数 60 付近で平均結合エネルギーが最も大きい。

解答　→ 3

Q084　制動 X 線で正しいのはどれか。

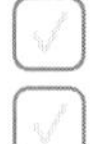

1. 最短波長は管電圧に比例する。
2. 発生効率は管電圧に依存しない。
3. エネルギー分布は線スペクトルを示す。
4. 発生強度は陽極の原子番号に比例する。
5. 診断用 X 線装置の発生効率は約 10% である。

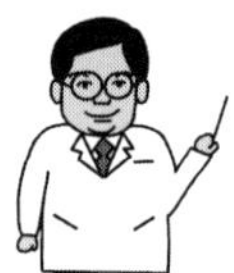

1. 最短波長は管電圧に比例する。　→ ×　反比例する
2. 発生効率は管電圧に依存しない。　→ ×　比例する
3. エネルギー分布は線スペクトルを示す。　→ ×　連続スペクトル
4. 発生強度は陽極の原子番号に比例する。　→ ○　$I = kiZV^2$
5. 診断用 X 線装置の発生効率は約 10% である。　→ ×　約 0.8%

解答　→ 4

Q085　電子と物質の相互作用で正しいのはどれか。

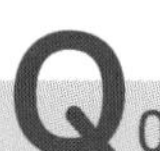

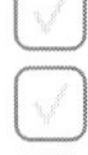

1. 電子対生成が生じる。
2. 飛程には統計的な揺らぎがある。
3. ブラッグピークが形成される。
4. 水の臨界エネルギーは約 10 MeV である。
5. 質量衝突阻止能は物質の原子番号に反比例する。

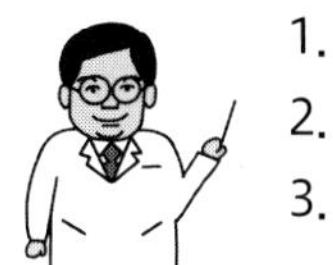

1. 電子対生成が生じる。 → × 電子対生成は光子との相互作用
2. 飛程には統計的な揺らぎがある。 → ○
3. ブラッグピークが形成される。 → × ブラッグピークの形成は重荷電粒子である。
4. 水の臨界エネルギーは約 10 MeV である。 → × 約 100 MeV
5. 質量衝突阻止能は物質の原子番号に反比例する。 → × 原子番号が大きくなるとわずかに小さくなる。

解答 → 2

Q086 中性子捕獲反応はどれか。

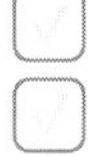

1. (n, n)
2. (n, n')
3. (n, p)
4. (n, α)
5. (n, γ)

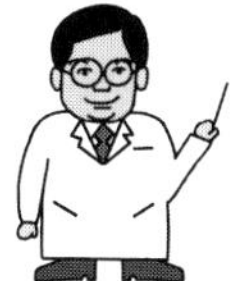

1. (n, n) → ×
2. (n, n') → ×
3. (n, p) → ×
4. (n, α) → ×
5. (n, γ) → ○

解答 → 5

Q087 核磁気共鳴現象を起こす核種はどれか。

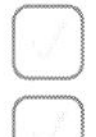

1. ^{2}H
2. ^{4}He
3. ^{12}C
4. ^{16}O
5. ^{40}Ca

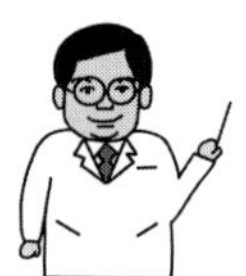

1. ^{2}H　→ ○
2. ^{4}He　→ ×
3. ^{12}C　→ ×
4. ^{16}O　→ ×
5. ^{40}Ca　→ ×

核磁気共鳴現象を起こす核種は中性数または陽子数が奇数を持つものである。
核種（陽子数、中性子数）とすると
^{2}H（1, 1）、^{4}He（2, 2）、^{12}C（6, 6）、^{16}O（8, 8）、^{40}Ca（20, 20）

解答　→ 1

Q088　誤っているのはどれか。

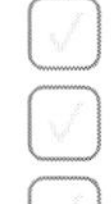

1. 光子は電磁波である。
2. 波動性と粒子性を有する。
3. γ 線は X 線より波長が長い。
4. 電磁波の真空中の伝播速度は一定である。
5. 電磁波は電場と磁場が直角方向に振動する。

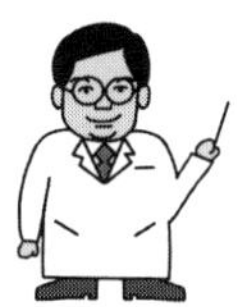

1. 光子は電磁波である。　→ ×　正しい
2. 波動性と粒子性を有する。　→ ×　正しい
3. γ 線は X 線より波長が長い。　→ ○
   γ 線と X 線の違いは波長が区別されていない。
4. 電磁波の真空中の伝播速度は一定である。　→ ×　正しい
5. 電磁波は電場と磁場が直角方向に振動する。　→ ×　正しい

解答　→ 3

Q089　特性 X 線で正しいのはどれか。2 つ選べ。

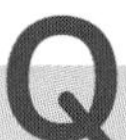
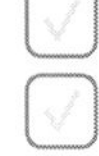

1. 連続スペクトルである。
2. 波長は K_{α} 線より K_{β} 線が長い。
3. 元素に固有のエネルギーを有する。
4. 蛍光収率は原子番号とともに小さくなる。
5. 蛍光収率は特性 X 線の放出割合のことである。

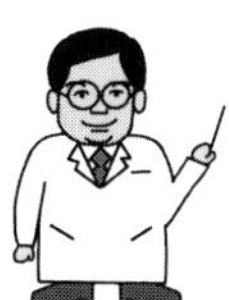

1. 連続スペクトルである。 → ×
2. 波長は $K_α$ 線より $K_β$ 線が長い。 → ×
3. 元素に固有のエネルギーを有する。 → ◯
4. 蛍光収率は原子番号とともに小さくなる。 → ×
5. 蛍光収率は特性 X 線の放出割合のことである。 → ◯

解答 →3、5

Q090 安定な原子核で正しいのはどれか。2 つ選べ。

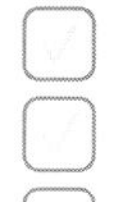

1. 原子核の堆積は原子核の質量数にほぼ比例する。
2. 静止質量は構成核子の静止質量の和より大きい。
3. 核力の大きさは核子間距離の自乗に反比例する。
4. 原子番号が大きくなるほど中性子過剰数が少なくなる。
5. 核子あたりの平均結合エネルギーは 8 MeV 程度である。

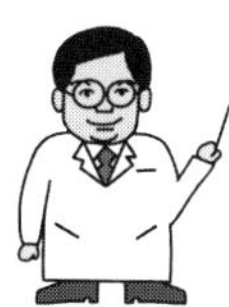

1. 原子核の堆積は原子核の質量数にほぼ比例する。 → ◯
2. 静止質量は構成核子の静止質量の和より大きい。 → ×
3. 核力の大きさは核子間距離の自乗に反比例する。 → ×
4. 原子番号が大きくなるほど中性子過剰数が少なくなる。 → ×
5. 核子あたりの平均結合エネルギーは 8 MeV 程度である。 → ◯

解答 →1、5

Q091 エネルギースペクトルが連続スペクトルなのはどれか。2 つ選べ。

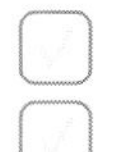

1. α 線
2. β 線
3. γ 線
4. 特性 X 線
5. 対生成電子

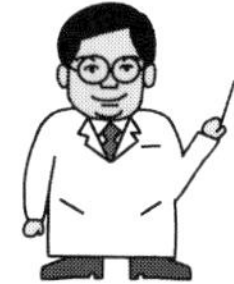

1. α 線 → ×
2. β 線 → ◯
3. γ 線 → ×
4. 特性 X 線 → ×
5. 対生成電子 → ◯

解答 →2、5

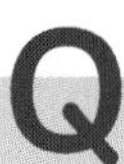

Q092 核内から粒子を放出しないのはどれか。

1. α崩壊
2. β^-崩壊
3. β^+崩壊
4. 内部転換
5. 軌道電子捕獲

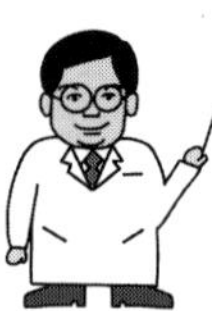

1. α崩壊 → ×
2. β^-崩壊 → ×
3. β^+崩壊 → ×
4. 内部転換 → ○
5. 軌道電子捕獲 → ×

解答 → 4

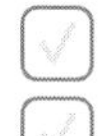

Q093 デュエン・ハントの法則に関係するのはどれか。2 つ選べ。

1. 管電圧
2. 管電流
3. 撮影時間
4. 撮影距離
5. 連続 X 線の波長

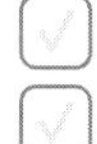

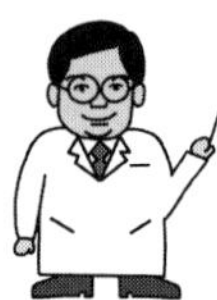

1. 管電圧 → ○
2. 管電流 → ×
3. 撮影時間 → ×
4. 撮影距離 → ×
5. 連続 X 線の波長 → ○

デュエン・ハントの法則

$$eV = \frac{hc}{\lambda}$$

ここで、e：電子の電荷、V：管電圧、h：プランクの定数、c：光速、λ：連続 X 線の波長

解答 → 1、5

Q094 診断用 X 線撮影装置の X 線で正しいのはどれか。2 つ選べ。

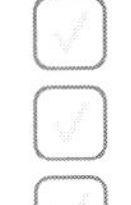

1. 発生強度は管電圧の 2 乗に比例する。
2. 線エネルギースペクトルを示す。
3. 発生効率は管電流に関係ない。
4. 最短波長は管電圧に比例する。
5. X 線発生効率は 10% である。

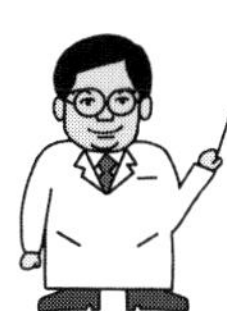

1. 発生強度は管電圧の 2 乗に比例する。 → ○
2. 線エネルギースペクトルを示す。 → ×
3. 発生効率は管電流に関係ない。 → ○
4. 最短波長は管電圧に比例する。 → ×
5. X 線発生効率は 10% である。 → ×

解答 → 1、3

Q095 光子と物質の相互作用で誤っているのはどれか。

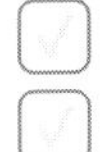

1. 光核反応には光子エネルギーにしきい値はない 。
2. 干渉性散乱の確率は質量減弱係数には含まれる。
3. 光子エネルギーが 1.02 MeV 以下では電子対生成は起こらない。
4. コンプトン散乱の原子断面積は光子エネルギーにほぼ反比例する。
5. 光電効果の原子断面積は光子エネルギーの変化に不連続点を有する。

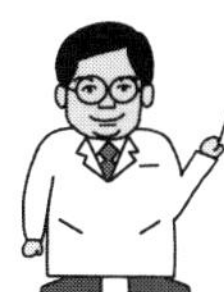

1. 光核反応には光子エネルギーにしきい値はない。 → ○
2. 干渉性散乱の確率は質量減弱係数には含まれる。 → ×
3. 光子エネルギーが 1.02 MeV 以下では電子対生成は起こらない。 → ×
4. コンプトン散乱の原子断面積は光子エネルギーにほぼ反比例する。 → ×
5. 光電効果の原子断面積は光子エネルギーの変化に不連続点を有する。 → ×

解答 → 1

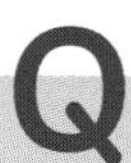

Q096　光子と物質の相互作用で誤っているのはどれか。

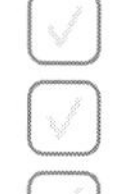

1. 原子核との弾性散乱は無視できない。
2. 電離現象は軌道電子との非弾性散乱である。
3. エネルギーが大きいほど制動放射の割合が小さい。
4. 物質の原子番号が大きいほど制動放射の割合が大きい。
5. 速度が物質の光速を超えるとチェレンコフ光を放出する。

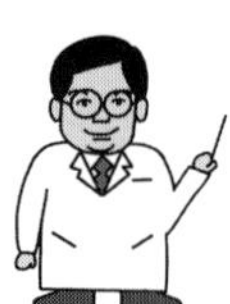

1. 原子核との弾性散乱は無視できない。　→ ×
2. 電離現象は軌道電子との非弾性散乱である。　→ ×
3. エネルギーが大きいほど制動放射の割合が小さい。　→ ○　**大きい**
4. 物質の原子番号が大きいほど制動放射の割合が大きい。　→ ×
5. 速度が物質の光速を超えるとチェレンコフ光を放出する。　→ ×

解答　→ **3**

Q097　中性子で誤っているのはどれか。

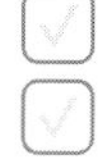

1. 熱中性子の相互作用は捕獲反応である。
2. 速中性子の相互作用は弾性散乱である。
3. 中性子の減速剤にはホウ素が有効である。
4. 熱中性子のエネルギーの最確値は約 25 eV である。
5. 熱中性子のエネルギー分布はマクスウェル・ボルツマン分布に従う。

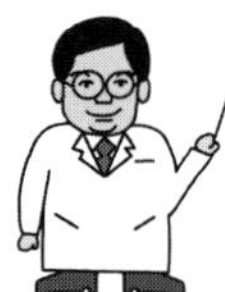

1. 熱中性子の相互作用は捕獲反応である。　→ ×
2. 速中性子の相互作用は弾性散乱である。　→ ×
3. 中性子の減速剤にはホウ素が有効である。　→ ×
4. 熱中性子のエネルギーの最確値は約 25 eV である。　→ ○　**0.025 MeV**
5. 熱中性子のエネルギー分布はマクスウェル・ボルツマン分布に従う。　→ ×

解答　→ **4**

Q098 超音波の性質で関係ないのはどれか。

1. 反射
2. 屈折
3. 減衰
4. 干渉
5. コンプトン散乱

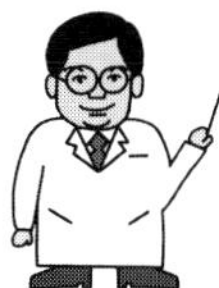

1. 反射　→ ×
2. 屈折　→ ×
3. 減衰　→ ×
4. 干渉　→ ×
5. コンプトン散乱　→ ○

解答　→ **5**

Q099 線減弱係数が水の 0.9 倍である組織の CT 値はどれか。

1. 100
2. 50
3. 0
4. −50
5. −100

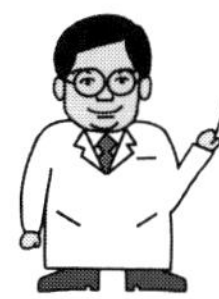

1. 100　→ ×
2. 50　→ ×
3. 0　→ ×
4. −50　→ ×
5. −100　→ ○

$$HU = \frac{\mu_t - \mu_w}{\mu_w} \times 1000 = \frac{0.9 - 1}{1} \times 10000 = -100$$

解答　→ **5**

Q100　速中性子の減速剤として適していないのはどれか。

1. 鉛
2. 水
3. ホウ素
4. パラフィン
5. ポリエチレン

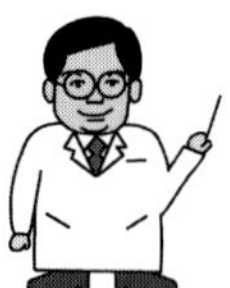

1. 鉛　→ ○
2. 水　→ ×
3. ホウ素　→ ×
4. パラフィン　→ ×
5. ポリエチレン　→ ×

減速剤とは、核分裂によって生じた中性子で核分裂連鎖反応を起こす際、他の原子核に吸収されやすいよう中性子の速度を遅くするために使われる物質。核分裂で放出される高速中性子は吸収断面積が小さく反応しにくい。減速材には、原子番号の低い元素またはその化合物が用いられる。

解答　→ 1

診療放射線技師国家試験出題基準に基づく 国家試験対策シリーズ 5
診療放射線技師学生のための
なんで なんで？ どうして？
ー放射線物理学ー

価格はカバーに
表示してあります

2022 年 10 月 17 日 第一版 第 1 刷 発行

著 者 熊谷（くまがい） 孝三（こうぞう） ©
発行人 古屋敷 桂子
発行所 株式会社 医療科学社
〒 113-0033 東京都文京区本郷 3 − 11 − 9
TEL 03 (3818) 9821 FAX 03 (3818) 9371
ホームページ http://www.iryokagaku.co.jp
郵便振替 00170-7-656570

ISBN978-4-86003-140-4 （乱丁・落丁はお取り替えいたします）

本書の複製権・翻訳権・上映権・譲渡権・公衆送信権（送信可能化権を含む）は（株）医療科学社が保有します。

JCOPY ＜出版者著作権管理機構 委託出版物＞

本書の無断複製は著作権法上での例外を除き，禁じられています。
複製される場合は，そのつど事前に出版者著作権管理機構
（電話 03-5244-5088，FAX 03-5244-5089，e-mail: info@jcopy.or.jp）の
許諾を得てください。